传统医学宝库丛书

疗疾养生——推拿疗法临床图解

霍 金 韩 颖 赵冏琪 主编

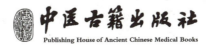
中医古籍出版社
Publishing House of Ancient Chinese Medical Books

图书在版编目（CIP）数据

疗疾养生：推拿疗法临床图解/霍金，韩颖，赵冏琪主编.—北京：中医古籍出版社，2021.6
（传统医学宝库丛书/孟竞璧主编）
ISBN 978-7-5152-1976-9

Ⅰ.①疗… Ⅱ.①霍… ②韩… ③赵… Ⅲ.①推拿-图解 Ⅳ.①R244.1-64

中国版本图书馆 CIP 数据核字（2019）第 292784 号

传统医学宝库丛书

疗疾养生——推拿疗法临床图解
霍 金 韩 颖 赵冏琪 主编

责任编辑	郑 蓉 成晓玉
封面设计	韩博玥
出版发行	中医古籍出版社
社　　址	北京市东城区东直门内南小街 16 号（100700）
电　　话	010-64089446（总编室）　010-64002949（发行部）
网　　址	www.zhongyiguji.com.cn
印　　刷	廊坊市鸿煊印刷有限公司
开　　本	710mm×1000mm　1/16
印　　张	15
字　　数	179 千字
版　　次	2021 年 6 月第 1 版　2021 年 6 月第 1 次印刷
书　　号	ISBN 978-7-5152-1976-9
定　　价	68.00 元

《传统医学宝库丛书》编委会

总 主 编 孟竞璧

副总主编 喻晓春　朱元根

编　　委 （按姓氏笔画排序）

于　栋　　王莹莹　　刘乃刚　　李彩芬

张和平　　尚晓玲　　赵　宏　　赵同琪

钟梅泉　　高俊虹　　韩　颖　　韩明娟

霍　金

《疗疾养生——推拿疗法临床图解》编委会

主　编　霍　金　韩　颖　赵冏琪

编　委　贾术永　王拓然　董振豪　王昱涵
　　　　　孙慧娟　李哲贤　李丽安

序

中医学素有"良丁（高明的医生）不废外治"的说法。

作为中医外治法之一，砭石疗法为中华民族的繁衍昌盛做出了巨大贡献。湖南长沙马王堆汉墓出土的帛书《脉法》有"用砭启脉者，必如式，痈肿有脓，则称其小大而为之砭"的记载，就是用砭刀刺破血脉来治疗痈肿。

汉成帝河平三年（公元前26年），刘向组织针灸学家在继承《素问》五脏理论的基础上，创立了十二经脉血气运行的理论体系，指导中医针灸医疗实践几千年而不衰。《灵枢·九针十二原》记载："余子万民，养百姓，而收其租税。余哀其不给，而属有疾病。余欲勿使被毒药，无用砭石，欲以微针通其经脉，调其血气，营其逆顺出入之会。令可传于后世，必明为之法，令终而不灭，久而不绝，易用难忘。"到东汉服虔明确指出："季世复无佳石，故以铁代之。"说明砭石疗法或已失传，从而导致针灸疗法大发展。明代《金针赋》总结了针刺的十四种手法，流传至今，久盛不衰，并已走向世界。

西周《礼记》已有疡医用手法和工具治疗伤痛和骨折的相关记载，但医家治疗骨伤病却未在《内经》记载。东汉医家华佗发明了麻沸散，施骨外科手术的故事流传于世。中华人民共和国成立后，骨伤名医尚天裕著《中西医结合治疗骨折》，记述了中医治疗骨伤科疾病相关内容。

唐代有用苎麻蘸水施刮法治疗"沙证"的记载。到元代，危亦林专著《世医得效方》记有治疗"沙证"之法：以苎麻蘸水于颈项、两肘臂、两腕膝等处施以刮法，待见到血凝，皮肤现粟粒状红点之后，覆盖衣被，吃少量粥汤，汗出而愈。之后朱震亨撰有《丹溪心法》，将"沙证"改称"痧证"而流传于世。

拔罐疗法很多老人都会用，以竹、瓷、玻璃为罐，将硬纸点燃放入罐中排气，然后将罐立即扣到酸麻胀痛部位，使皮肤表面红肿发紫，但不出血，或针刺穴位后将罐扣上，以排毒血，达到通经活络、消肿止痛的目的。但留罐时间不宜过长，必须注意观察，以防出现水疱，造成感染。

20世纪40年代，武汉名医孙惠卿以《灵枢·官针》中"扬刺者，内正一，旁内四，而浮之，以治寒气之博大者也"为依据，创立了七星针。用不锈钢针组成"内三，两旁二"，再用竹筷子打洞加以固定，使针尖齐平，如七星并列，故名。之后又改称梅花针，因其疗效奇佳，在两湖地区名声远扬。

耳针疗法在我国古代已有应用，明代出现了世界上第一张耳部穴位图。法国学者学习了我国经验，绘制成近代的耳穴图。之后，我国学者又汇总了我国古代和国外的经验，将耳针研究和应用大大向前推进。耳针疗法具有简、便、廉、效又无副作用的特点，近年来国外掀起了耳针研究的热潮，国际交流广泛开展。我国也制定了耳穴名称与定位的国家标准，并成为制定国际标准的基础，使耳针疗法得到进一步推广和普及。

现代微创手术的发展启发了朱汉章医师，他努力钻研，将不锈钢三棱针加以改造，制成小针刀，开展小针刀微创手术，在慢性经筋粘连性疾病的治疗上取得较理想的疗效。小针刀是中西医结合的产物，它的发明促进了传统针具的新发展，为中医学宝库中的外治法创新做出了贡献。

1987年，在中国首届艺术节上，大禹时期的文物泗滨浮石以其美妙的声音震惊世界，同时引起中医界兴奋，它被认为极有可能是失传2300多年的制作砭具的佳石。经检测，泗滨浮石制成砭具在指背每擦一次可发射超声波脉冲达3698次，其频率范围为2万~200万Hz。采用先进远红外线探测仪，泗滨浮石制成的砭具在最大量程14.5μm处其辐射能量密度仍保持高值，将砭块置于距体表1cm处，可使体表温度增高2℃以上，提示砭石具有极远红外线辐射，可加快血流速度，改善微循环。据此，笔者请时任中国针灸学会常务副会长的李维衡教授和有关专家验证后，又特请领导批准成立中国针灸学会砭石分会。

《传统医学宝库丛书》编写的宗旨是继承发扬传统医学，为大众健康服务，我们力求做到图文并茂，突出实用性，以利于广大喜爱中医外治法的读者学习和施治参考。书中如有疏漏或不当之处，敬请同道给予指正。

孟竞璧
2019年12月

前言

推拿又称按摩，是中医学的重要组成部分之一，它不仅是中医治疗疾病的重要手段，也是中医养生学中重要的保健措施和方法。推拿作为一种古老的无创伤外治疗法传承至今，不仅治疗功效显著，而且其中涵括的导引养生法更为我国人民的健康长寿做出了巨大贡献。

笔者在临床工作中经常遇到患者在接受初步诊断及治疗后提出这样的问题："医生，我所患疾病可以预防吗？""医生，我应该做些什么来协助疾病的治疗？""医生，可以告诉我一些保健养生的方法吗？"还有一些经常收看医疗养生类节目的患者会要求医生为他们"点穴"，并咨询相应疾病的选穴及穴位的作用。为了更好地服务推拿从业者、爱好者，让人民群众更好地了解推拿疗疾养生的方法，笔者编撰了《疗疾养生——推拿疗法临床图解》。通过阅读本书，可以了解临床中常见病及多发病诊治的推拿疗法的基础知识、基本技能，熟悉养生口诀，掌握传统导引保健养生的基本方法，奠定"疗疾养生"理论及技能操作的基础。

本书分为上、中、下三篇。上篇（基础篇）分为两个章节，第一章介绍了推拿的基础理论和基本知识，前两节阐述了推拿的起源、治法、治疗原则、治疗作用及其机理，第三节讲述在临床中推拿治疗体位、介质的选择以及推拿的禁忌与注意事项；第二章分成人与儿童详细讲解了推拿的手法和常用选穴。通过上篇的介绍，可以打好学习推拿的基础。中篇（治疗篇）和下篇（保健篇）为推拿手法治疗疾病与推拿手法保健养生，其中中篇从推拿治疗伤科、内科、妇科、儿科等临床各科疾病以及康复与功能锻炼五方面阐述了常见病、多发病的分型、病因与诊治、预防，通过对这一部分的阅读学习，可以基本掌握相关疾病的防治方法与手法操作；下篇首先将人体从上至下分头、肩、胸、腰、四肢五部位讲解保健法，并引入了目前比较流行的全息穴位保健按摩法（包括耳部、手部、足部），最后介绍了传统导引养生法和养生祛病歌诀，以满足近年来大众对健康长寿的迫切渴求。

推拿学是一门注重实际操作技能的学科，单纯的文字描述可能造成理解上的错误或偏差，因而本书配注了大量的讲解图文和视频演示，通过对这些图片、视频所示手法的模仿和对穴位的认知、功法的操作，读者可以更好、更方便地理解学习推拿知识，加强对推拿实践技能的掌握。

本书在编写过程中得到了丛书主编孟竞璧老师以及多位临床医师的支持帮助，使笔者本人受益匪浅，在这里表示衷心的感谢！同时，由于编撰时间及笔者水平限制，本书可能存在一定的遗漏或错误，恳请读者批评指正，以便再版时修订。

霍　金

2019 年 12 月

作者简介

霍金，男，1982年生，汉族，医学博士。

毕业于黑龙江中医药大学针灸推拿系，分别师从于著名中医高维滨、孙申田、韦立富、盛国滨等多位名老专家，对临床常见病、多发病及各种疑难杂症积累了丰富的诊疗经验。近年来组织和参与多项国家及省部级科研项目，参加《国际针灸技术操作规范》的编撰，在中医核心期刊、科普类杂志及学术会议上发表论文20余篇。参与好医生网、飞华健康网科普短视频录制，普及健康知识。现就职于中国中医科学院针灸医院，临床擅长中西医结合治疗中风后遗症、睡眠障碍、耳鸣耳聋、头晕头痛、面瘫、面肌痉挛、软组织损伤及颈腰椎病等。

韩颖，女，1972年生，汉族，医学硕士，副主任医师，中国中医科学院针灸医院脑病科主任，中国民族医药学会艾灸分会副秘书长。

从事中医临床医疗、教学与科研工作20余年，先后师从杨金洪、蒋达树、韦立富、周德安等著名中医专家，在针刺治疗神经系统疾病、镇痛及针药结合防治中风病、睡眠障碍方面经验丰富。曾公派赴奥地利进行中医临床诊疗工作，参加中央和国家机关、中央企业援疆工作（第7批）。作为课题组主要成员参加国家级科研项目多项，发表专业论文10余篇，参与撰写专著2部。现就职于中国中医科学院针灸研究所、中国中医科学院针灸医院，擅长中西医结合治疗中风后遗症、认知障碍、睡眠障碍、面瘫、头痛、神经痛、周围神经损伤、震颤麻痹、更年期综合征、痛经及颈肩腰腿痛等疾病。

赵囵琪，女，1972年生，满族，北京中医药大学针灸学（原北京针灸骨伤学院专业）及北京师范大学应用心理学双学士。

多年从事针灸临床工作，积累了丰富的临床经验。近年来参与了多项国家级科研项目，并在核心期刊发表论文数篇。曾为《中华医药》和飞华健康网录制节目宣传中医药健康知识。现就职于中国中医科学院针灸医院，擅长针药结合治疗中风后遗症、偏头痛、面神经麻痹、周围神经疾病、肩周炎、颈椎病、急慢性胃炎、过敏性鼻炎、原发性痛经、产后身痛、更年期综合征、带状疱疹等疾病以及失眠、焦虑等与心身有关疾病。

上篇 基础篇

第一章 概述 … 3
第一节 推拿源流 … 3
第二节 推拿基础理论 … 5
一、推拿治疗的原则 … 5
二、推拿治疗的作用与作用机理 … 6
三、推拿基本治法 … 7
第三节 推拿治疗的基本知识 … 9
一、推拿常用介质 … 9
二、推拿的体位选择 … 11
三、推拿的禁忌与注意事项 … 12

第二章 推拿手法与常用腧穴 … 14
第一节 推拿基本手法 … 14
一、手法的定义 … 14
二、手法的技术要求 … 14
三、常用推拿手法分类 … 15
第二节 小儿推拿手法 … 44
一、小儿推拿手法的定义 … 44
二、小儿推拿手法的技术要求 … 44

三、小儿推拿基本手法 ……………………………………………… 44
四、小儿推拿复式手法 ……………………………………………… 48

第三节　推拿常用腧穴 ………………………………………………… 52
一、十四经常用穴 …………………………………………………… 52
二、常用经外奇穴 …………………………………………………… 90
三、小儿推拿常用穴 ………………………………………………… 97

中篇　治疗篇

第三章　推拿治疗各科疾病 ……………………………………………… 109

第一节　推拿治疗伤科疾病 …………………………………………… 109
一、颈椎病 …………………………………………………………… 109
附：落枕 …………………………………………………………… 113
二、肩周炎 …………………………………………………………… 113
附：冈上肌腱炎 …………………………………………………… 115
三、颈肩综合征 ……………………………………………………… 116
四、肱骨外上髁炎与肱骨内上髁炎 ………………………………… 117
五、腕关节损伤 ……………………………………………………… 119
附：腱鞘炎 ………………………………………………………… 120
六、腰椎间盘突出 …………………………………………………… 120
七、膝关节炎 ………………………………………………………… 122
八、踝关节扭伤 ……………………………………………………… 123

第二节　推拿治疗内科疾病 …………………………………………… 124
一、头痛 ……………………………………………………………… 124
二、失眠 ……………………………………………………………… 125
三、眩晕 ……………………………………………………………… 126

四、心悸 …………………………………………………… 128

五、面瘫 …………………………………………………… 129

六、胃脘痛 ………………………………………………… 130

附：呃逆 …………………………………………………… 131

七、癃闭 …………………………………………………… 132

第三节 推拿治疗妇科疾病 ………………………………… 133

一、痛经 …………………………………………………… 133

二、月经不调 ……………………………………………… 135

三、不孕 …………………………………………………… 136

四、缺乳 …………………………………………………… 137

五、更年期综合征 ………………………………………… 138

第四节 推拿治疗儿科疾病 ………………………………… 139

一、小儿肌性斜颈 ………………………………………… 139

二、小儿高热 ……………………………………………… 140

三、小儿泄泻 ……………………………………………… 140

四、小儿疳积 ……………………………………………… 141

五、小儿遗尿 ……………………………………………… 142

六、小儿夜惊（夜啼）…………………………………… 143

七、小儿喘咳 ……………………………………………… 144

附：百日咳 ………………………………………………… 145

第四章 康复与功能锻炼 ……………………………………… 147

第一节 功能锻炼的分类、作用及注意事项 ……………… 147

一、功能锻炼的分类 ……………………………………… 147

二、功能锻炼的作用 ……………………………………… 148

三、功能锻炼的注意事项 ………………………………… 149

第二节　功能锻炼的方法 ………………………………………… 150
一、颈项部功能锻炼 ……………………………………………… 150
二、肩部功能锻炼 ………………………………………………… 151
三、肘臂部功能锻炼 ……………………………………………… 151
四、腕部功能锻炼 ………………………………………………… 152
五、腰背部功能锻炼 ……………………………………………… 152
六、腿部功能锻炼 ………………………………………………… 153

下篇　保健篇

第五章　人体保健按摩 ……………………………………………… 157
第一节　头面部保健按摩 ………………………………………… 158
一、穴位保健法 …………………………………………………… 158
二、揉推前额法 …………………………………………………… 160
三、推按眼周法 …………………………………………………… 160
四、揉捏耳郭法 …………………………………………………… 160
五、梳头栉发法 …………………………………………………… 161
六、头面整体自我按摩法 ………………………………………… 161

第二节　颈肩部保健按摩 ………………………………………… 162
一、穴位保健法 …………………………………………………… 163
二、拿头夹肌法 …………………………………………………… 164
三、揉拨肩胛提肌法 ……………………………………………… 164

第三节　胸腹部保健按摩 ………………………………………… 164
一、穴位保健法 …………………………………………………… 164
二、开胸顺气法 …………………………………………………… 166
三、推腹部法 ……………………………………………………… 166

四、振颤小腹法 …………………………………… 166

第四节　腰背部保健按摩 …………………………… 166
  一、穴位保健法 …………………………………… 167
  二、弹拨腰背肌法 ………………………………… 167
  三、揉弹髂腰角法 ………………………………… 168

第五节　四肢保健按摩 ……………………………… 168
  一、穴位保健法 …………………………………… 168
  二、上肢复合保健法 ……………………………… 170
  三、下肢复合保健法 ……………………………… 170

第六节　耳部保健按摩 ……………………………… 170
  一、耳部色质与疾病的相关性 …………………… 171
  二、反射区保健按摩法 …………………………… 172
  三、其他保健手法 ………………………………… 173

第七节　手部保健按摩 ……………………………… 173
  一、指甲色质与疾病的相关性 …………………… 174
  二、脏腑疾病在指端的反应点 …………………… 175
  三、手部按摩防治常见病 ………………………… 176
  四、健手歌诀 ……………………………………… 177

第八节　足部保健按摩 ……………………………… 177
  一、足部反射区按摩的要求 ……………………… 178
  二、足部反射区按摩的注意事项 ………………… 179
  三、足部整体保健操作法 ………………………… 179
  四、足疗防治常见病 ……………………………… 180
  五、健足歌诀 ……………………………………… 181

第六章　传统导引养生法与养生祛病歌诀 …… 182

第一节　传统导引养生法 …… 182
一、常用导引保健法 …… 183
二、孙思邈养生导引法 …… 185
三、八段锦导引术（站式） …… 187
四、八段锦导引术（坐式） …… 192
五、五禽戏导引术 …… 196

第二节　养生祛病歌诀 …… 204
一、导引祛病歌诀 …… 204
二、神仙起居法 …… 210
三、养生按摩法 …… 211
四、吴鼎昌健身十八法口诀 …… 213
五、经络养生口诀歌 …… 213

索引 …… 214

上篇

基础篇

第一章　概　述

第一节　推拿源流

首先，我们需要了解一下何为推拿，推拿又从何而来。推拿古称"按摩"（《素问·血气形志》）、"案杌"（《史记·扁鹊仓公列传》）、"按蹻"（《素问·异法方宜论》）等。它诞生于古人对疗伤养生方法的迫切需求，起源年代久远，可将其视为古老医术的一种。远古时代，推拿多出于人类的本能，例如受伤后，通过按揉身体可以缓解疼痛。随着人类社会的发展，人类认知水平不断提高，这些简便易行的按摩动作逐渐成为一种特定的以疗伤为目的的治疗手段。在随后的治疗经验积累过程中，人们发现推拿在养生保健方面（强身、壮阳、预防老年疾病等）亦可发挥巨大的作用。

马王堆汉墓出土的《五十二病方》（图1-1）是现存最早记载用推拿的方法疗伤养生的古代医籍，其中出现了推拿可用的器具（砭石）与介质（药膏），以及十余种手法，这无疑为推拿的广泛应用奠定了基础。《内经》首次将推拿作为一种疗法提出，从此正式确立了这一手法医学的学科名称。东汉医家张仲景在《金匮要略》中论及运用膏摩法（药物外用与推拿手法相结合的治法）进行预防保健，并将推拿的重要性与针药并列。时至隋唐时期，太医署下辖医校设有按摩科，由专人传授"消息导引之法"，练习疗伤手法，说明推拿在当时政府医疗体系中已占有重要的位置。唐代医家孙思邈著《千金要方》，倡导小儿推拿疗法与膏摩疗法，并对当时的推拿疗法进行了全面总结，为推拿保健做出了重要贡献。推拿疗法发展至明清时期，从操作手法、药疗、浴疗到形神修养、自我导引均形成了较为完备的体系。明代医家高濂在养生专著《遵生八笺》中说："人身流畅，皆一气之所周通……故延年却病，以按摩导引为先。"突显了推拿导引与疗伤养生的密切关系。清代吴谦编撰的传统医学百科全书《医宗金鉴》进一步系统地阐述了推拿理论知识。时至今日，现代医学研究表明，推拿通过对人体特定部位的刺激，产生能量的吸收、转换与传递，从而激发机体内部的生物理化反应，对机体局部组织及内部的循环、免疫、内分泌等多系统产生良性效应。

图1-1 《五十二病方》

随着时代的进步、生活水平的提高，人们的疗伤保健意识日益增强。在众多的疗伤养生方法和手段中，推拿作为中医特色医疗手段之一，不仅在操作运用上简便易行，更具有安全、效果好、适用广泛、经济舒适等特点。笔者继承前人经验，并结合现代临床，从"疗伤"和"养生"两方面对推拿疗法进行总结，既可用于临床治疗，也可用于保健养生。

第二节 推拿基础理论

一、推拿治疗的原则

（一）治未病

临床上多将此治则运用于内脏保健、肢体保健以预防疾病。唐代医家孙思邈注重日常保健，他曾提出："每日必须调气补泻，按摩导引为佳。勿以康健，便为常然，常须安不忘危，预防诸病也。"

（二）治病求本

"求本"是指治病要明确辨别疾病的本质，抓住主要矛盾，并针对最根本的病因病机进行治疗。从推拿学来说，就是要通过对病史、症状、体征等进行综合分析，根据不同的证型，采用不同手法治疗。例如：同为关节病变，运用扳法来纠正关节错位，用擦、摩等手法以祛除风湿、疏通经络。

（三）扶正祛邪

"病邪分虚实"，"手法从补泻"。扶正即用补法，采用作用时间长、刺激量小、可产生温热感的手法行补，如烧山火、摩丹田、擦命门、推三关等,用于虚证;祛邪即用泻法,采用作用时间短、刺激量大、具有寒凉性质的手法从泻,如透心凉、退六腑、水底捞月等,用于实证。

(四) 调整阴阳

疾病的发生发展,从根本上说是阴阳的相对平衡遭到破坏所致。阴阳偏盛,即阳邪或阴邪过盛,治疗时应采用"损其有余"的方法。阴阳偏衰,即阴或阳虚损不足。阴虚不能制阳,阳亢则生虚热;阳虚不能制阴,阴盛而多虚寒。阴阳偏衰者,治疗时应采用"补其不足"的方法。

(五) 三因制宜

三因制宜即因时、因地、因人制宜,体现了中医学的整体观念及辨证论治思想。中医学认为,治疗疾病要根据所处的季节时令、地理环境和人的年龄、体质等,综合考虑,全面分析,从而制订相应的治疗方案。如春夏季节,阳气在上,肌肉腠理疏松,推拿操作力度宜稍轻;秋冬季节,阳气内敛,肌肉腠理致密,手法力度宜稍重。又如北方气候多寒、燥,南方多潮、热,应注意环境对疾病的影响,选择适宜的推拿操作场所,避免病邪传变或复感外邪。因人制宜强调根据患者年龄、性别、体质的不同,选择不同的治疗方案。如对于小儿、女性、体质虚弱者,手法力度宜稍轻;对于男性、体质壮实、肌肉丰硕者,手法力度可稍重。

二、推拿治疗的作用与作用机理

根据作用功效的不同,推拿可分为"疗伤"——医疗推拿和"养生"——保健推拿两类。医疗推拿是从医学的角度"治已病",根据人体所患疾病的病因病机辨证分经，通过按压身体相应的穴位，疏通瘀阻之经络，平衡阴阳，补虚泻实，从而达到治疗康复的目的。保健推拿则是从防病保健的角度"治未病"，用推拿导引的方法扶助正气、调和气血，从而缓解肌肉疲劳，减轻身体的疼痛，提高机体的御邪能力，达到未病先防、健体强身的目的。其作用机理可以概括为：通经络，调气血，扶正气，平阴阳。现代医学研究显示，推拿可以扩张血管，加快血液循环，增加全身肌肉的供氧量，从而改善心脑功能，还可以提高神经兴奋性，加快周围神经传导速度，促进病损神经功能的恢复，并具有改善肌肉营养与代谢状况、促进组织修复、分离松解组织粘连、降低血液中炎性因子水平等作用，达到镇痛康复的效果。可见，推拿疗法对循环、神经、消化、运动、免疫等多系统均具有良性调节作用。

三、推拿基本治法

前面讲述了推拿治疗的原则和作用，那么推拿的治法又有哪些呢？根据手法的性质和作用量，结合治疗部位和穴位，可将推拿的治法分为温法、通法、补法、泻法、汗法、和法、散法、清法八种，即推拿八法，它们是基于临床而确立的推拿治疗大法。

（一）温法

"劳者温之，损者温之"，温法是适用于虚劳、虚寒证的一种方法。临床上多运用摆动、摩擦、挤压类手法，如按、揉、摩、擦、㨰、一指禅推等，缓慢柔和而长时间地作用于受术部位，使热力渗透到组织深层，从而补益阳气、温经散寒，使患者产生温热舒适感。如治疗小儿虚寒，可推上三关；补肾温阳，可摩揉神阙、关元、气海，擦肾俞、命门等。

（二）通法

"通则不痛，痛则不通"，通法具有祛邪通滞的作用，可用于治疗疼痛或经络不通所引起的多种病症。临床常用推、拿、按、揉、擦等手法通行四肢气血，用点压、拿捏等手法作用于背俞穴以通达阳气、畅通脏腑。

（三）补法

"虚则补之，扶正祛邪"，补法旨在补气血、实脏腑、旺盛正气，用于治疗气血津液不足及脏腑功能衰弱。临床中多采用轻柔的手法，如揉、摩、擦、振等，在具有补益作用的穴位上长时间操作。如补脾胃以健脾和胃、加强胃腑功能为主，多采用摩腹、揉脐、点按足三里等法；补肝肾以滋阴壮阳为主，多采用擦命门、腰阳关，揉关元、气海等法。

（四）泻法

"实则泻之，通下逐邪"，泻法多用于下焦实证之二便不通、下腹满痛。临床上一般用摆动、摩擦、挤压类手法，力度宜稍重，治疗方法与补法相反。其效缓下，体虚二便不畅者可用之，有良效。

（五）汗法

汗法即促使发汗的手法，具有开腠理、祛表邪的作用，使病邪从汗而解，适用于外感风寒或外感风热，是小儿推拿常用手法。临床操作多用拿、按等手法。外感风寒，施用拿法操作时，力度应先轻后重，层层深入，使汗逐渐透出，达到祛风除寒之效；外感风热，拿法应柔和，轻轻提捏，使腠理疏松，取微汗而解表。选穴方面，多用风池、风府以疏风，选合谷、外关以解表，择大椎、肺俞以宣肺。

（六）和法

和法即和解、调和之法，可调气血、和阴阳，用于治疗邪在表里之间。和法操作多平稳柔和，以摆动和摩擦类手法为主。和法可分为和脏腑、和气血、和脾胃肝胆。临床上推揉背俞穴可和脏腑，揉关元、气海、中极、足三里可和气血，揉中脘、章门、期门可和脾胃肝胆。

（七）散法

有结者，"摩而散之，消而化之"。散法即消散、疏散之法，又称消积导滞之法，运用范围广泛，由气、血、痰、湿、食等壅滞而形成的积聚痞块均可用之。临床上采用由慢渐快的柔和手法，如摩、搓、揉等，施于壅肿局部或相应的穴位，使瘀结消散，达到疏通气血、化湿祛痰、消除积聚之效。

（八）清法

清法即清热除邪、凉血祛暑之法，小儿推拿多用。清法多使用滑石粉等性寒凉的介质，以摩擦类手法为主。操作前应辨明病证气血、表里、虚实，施术时刚柔并济，快速且又不失爆发力，揉大椎、清天河水、退六腑，辨证施术，以清烦热。

第三节 推拿治疗的基本知识

一、推拿常用介质

推拿时，为了减少对皮肤的摩擦损伤，或者为了借助某些药物的辅助作用，可在推拿部位涂些液体或膏剂，或洒些粉末，这种液体、膏剂或粉末统称为推拿介质，也称推拿递质。

（一）介质的种类

1. **滑石粉**　润滑皮肤。夏季常用，适用于各种病症，是临床常用介质，在小儿推拿中多用。

2. **爽身粉**　爽滑皮肤，有吸水作用。

3. **葱姜汁**　多浸泡于75%的乙醇中使用，具有温热散寒作用，常用于冬春季，适于小儿虚寒证。

4. **白酒**　成人推拿常用，有活血祛风、通经活络作用，还可以降温，多用于急性扭挫伤。

5. **冬青膏**　由冬青油、薄荷脑、凡士林和少许麝香配制而成，具有温经散寒和润滑作用，可用于软组织损伤及小儿虚寒性腹泻。

6. **薄荷水**　取5%的薄荷脑5g，浸入75%的乙醇100mL内，配制成薄荷水。具有温经散寒、清凉解表、清利头目和润滑作用，可用于治疗小儿虚寒性腹泻及软组织损伤。使用擦法、按揉法可以加强其透热效果。

7. **木香水**　取木香少许，用开水浸泡后放凉，去渣使用，有行气、活血、止痛作用。可用于急性扭挫伤及肝气郁结所致的两胁疼痛等。

8. **凉水**　有清凉肌肤和退热作用，可用于外感热证。

9. **红花油**　由冬青油、红花、薄荷脑配制而成，有消肿止痛作用，可用于急性或慢性软组织损伤。

10. **传导油**　由玉树油、甘油、松节油、酒精、蒸馏水等量配制而成，有消肿止痛、祛风散寒作用，可用于软组织慢性劳损和痹病。

11. **麻油**　可加强手法透热效果，常用于刮痧疗法。

12. **蛋清**　有清凉除热、化积消食作用，小儿推拿多用。

13. **外用药酒**　有行气活血、化瘀通络之效。

（二）介质的选择

1. 辨证选择 根据不同的证型选择不同的介质。

（1）辨寒热：寒证选用具有温热散寒作用的介质，如葱姜水、冬青膏等；热证选用具有清凉退热作用的介质，如凉水、乙醇等。

（2）辨虚实：虚证选用具有滋补作用的介质，如药酒、冬青膏等；实证选用具有清泻作用的介质，如蛋清、红花油等。

（3）其他证型选用一些中性的介质，如滑石粉、爽身粉等。

2. 辨病选择 根据不同病情选用不同介质。软组织损伤选用具有活血化瘀、消肿止痛作用且透热性强的介质，如红花油、传导油、冬青膏等；小儿肌性斜颈选用润滑性能较强的滑石粉、爽身粉等；发热选用清热性能强的凉水、酒精等。

3. 根据年龄选择 老人常用油剂和酒剂，小儿常用滑石粉、爽身粉、凉水、酒精、葱姜水、蛋清等。

二、推拿的体位选择

按摩时，除了正确地选择按摩部位以外，合适的体位及姿势与手法效果亦有密切关系。选择体位时，既要考虑到有利于受术者的肌肉放松，并保持较长时间，又要考虑到便于术者运用手法。术者常采取立位或坐位，受术者一般采用卧位和坐位两种体位。在受术者所采用的体位中，又分为以下几种。

（一）仰卧位

受术者仰面而卧，头部垫枕，双下肢平伸，上肢自然放于体侧，全身肌肉放松，自然呼吸或配合手法动作呼吸。在头面部、胸腹部及四肢前面进行按摩时常采用此体位。

（二）俯卧位

受术者身体前面接触床面，面部向下正对床孔处，若床面无孔，可在上胸部前面垫枕，面部向下，两上肢放于侧方，全身肌肉放松，自然呼吸。在肩背部、腰臀部、下肢后侧及项枕部进行按摩时多采取此体位。

（三）侧卧位

受术者体侧接触床面，肌肉放松，自然呼吸。此体位较少采用。

（四）端坐位

根据施行手法的具体情况，受术者坐于凳上，两足分开，与肩等宽，肌肉放松，自然呼吸。在头、颈、上肢及背部进行按摩时常选用此体位。

（五）俯坐位

受术者坐于凳上，上半身前俯，屈肘，前臂支撑于膝上或前方固定物上，肩背部肌肉放松，自然呼吸。在颈项部或肩背部施行某些手法时可采取此体位。

术者在施行手法的过程中，要全神贯注，意到手到，身体亦随之移动，双足站立成"丁八字步"，这样才能使身体进退自如，转侧灵活，保持手法操作过程中身体各部位的动作协调一致。这应作为术者的一项基本功，平时必须注意训练。

三、推拿的禁忌与注意事项

（一）禁忌

1. 饥饿时、饭后 45 分钟内或腹胀时忌按。

2. 剧烈运动后及极度疲劳应休息一段时间时忌按。

3. 对于怀孕和月经期女性，腹部、腰部不宜用重手法。

4. 有高血压及严重心脏病的老年患者适宜轻手法。

5. 肾炎患者不宜用重手法按摩腰部脊椎两侧肾区。

6. 醉酒者忌按。

7. 高烧发热者禁按。

8. 传染病急性传染期禁按。

9. 感染化脓的体表部位禁按。

10. 皮肤破损、感染、烫伤出血处禁按。

11. 骨折早期或截瘫初期禁按。

12. 患有出血性疾病或有出血迹象者禁按。

13. 有脑血管意外先兆者、恶性肿瘤患者或精神病情绪不稳定者禁按。

14. 极度虚弱或患有严重心脏病的病人禁按。

15. 有其他诊断不明病症者禁按。

（二）注意事项

1. 按摩前明确诊断病情，禁止不明病情、不分穴位、不通手法进行按摩。

2. 患者与按摩者都应选取舒适体位。

3. 手法操作要熟练，力度要适中，先轻后重，由浅入深，严禁使用暴力或蛮劲，以免损伤皮肉筋骨。

4. 按摩者可在患者皮肤上擦润滑剂，保护皮肤，防止擦伤。

5. 按摩前，按摩者与患者做好个人卫生准备。

6. 按摩者按摩时严禁佩戴饰品，指甲要剪短，施术部位应保持温热。

第二章　推拿手法与常用腧穴

第一节　推拿基本手法

一、手法的定义

手法是指以治疗、保健为目的，用手或肢体其他部位，以各种特定的技巧动作在身体的某些部位或穴位进行操作的方法。临床应用时，手法技术是关键，而力度则是发挥技巧的基础，所以操作者拥有强健的体力和充沛的精力才能使手法技术得到充分的发挥，运用起来得心应手。

二、手法的技术要求

1. 持久　首先，要求所使用的操作手法要持续运用一定时间，以保持动作的连贯性，不能断断续续。其次，在某一具体部位进行手法操作时，应在该处维持一定时间，使该部位得气，切勿不停地移动操作部位。

2. 有力　是指手法应具有一定的力度，包括固定部位的压力和操作过程中运用的功力。有力是前提，力度应根据治疗的对象、病证的虚实、施治的部位和手法的性质来决定。

3. 均匀 是指手法操作要协调而有节奏，保持手法作用力的稳定，不要时快时慢，且用力要稳定，不可忽轻忽重。

4. 柔和 是指手法的施力应轻而不浮，重而不滞，在变换手法时动作要自然流畅。所要求的柔和不是柔软无力，而是不要使用滞劲蛮力或突发暴力。

5. 深透 手法作用效果不应仅局限于体表，而应逐层深入组织内部，使功力达于脏腑、经络，达到"外呼内应""表里呼应"之效。

三、常用推拿手法分类

（一）摆动类手法

1. 一指禅推法 即以拇指指端、罗纹面或偏锋吸定操作部位，以肘为支点，通过前臂与腕部的协调摆动来带动拇指关节的屈伸活动（图2-1，视频2-1）。紧推慢移，频率120~160次/分。动作要领：拇指指端、罗纹面或偏锋着力于受术部位，手握空拳，拇指伸直，食指中节抵住拇指起稳定作用，其余手指及掌部放松，沉肩，垂肘，悬腕，蓄力于掌，发力于指，拇指指端做缓慢的直线往返运动，自然着力，左右摆动幅度要尽可能大，移动速度要慢，操作频率应均匀。临床常用操作法包括一指禅缠法、一指禅偏锋推法和一指禅屈指推法等。

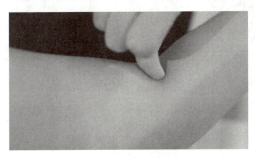

图2-1　一指禅推法

视频2-1　一指禅推法

（1）一指禅缠法：操作同一指禅推法，频率200次/分，适用于实热痈肿的消炎镇痛（图2-2）。

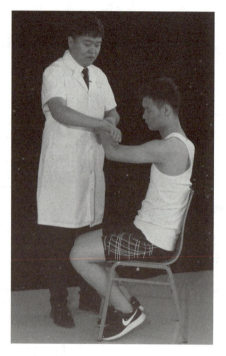

图2-2 指禅缠法

（2）一指禅偏锋推法：以拇指桡侧缘着力于头面、胸腹部，操作同一指禅推法，腕部摆动幅度较小（图2-3，视频2-2）。

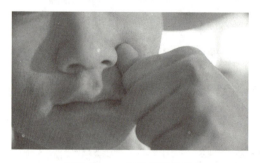

图2-3 一指禅偏锋推法

视频2-2 一指禅偏锋推法

（3）一指禅屈指推法：拇指屈曲，指间关节着力，多用于颈项部及小关节间隙（图2-4）。

2. **揉法** 是以指、掌或肘部吸定在受术部位，左右前后轻柔缓和地内旋、外旋，以转动、带动局部皮下组织的手法，适用于头、面、腹、腰、臀部，具有缓解肌肉挛缩、温通局部的作用。

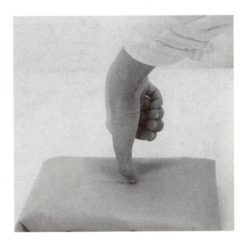

图2-4 一指禅屈指推法

揉法分为指揉法（图2-5，视频2-3）、大鱼际揉法（图2-6，视频2-4）、掌揉法（图2-7，视频2-5）和肘揉法（图2-8，视频2-6）。动作要领：以肘部为支点，前臂主动摆动，带动腕部做轻柔缓和的摆动动作，使指、掌或鱼际部在所吸定的受术部位移动，移动时应遵循"螺旋式移动"和"紧揉慢移"原则，使该处皮肤及皮下组织一起回旋，揉转的幅度要由小而大，用力应先轻渐重，操作频率一般为100~160次/分。

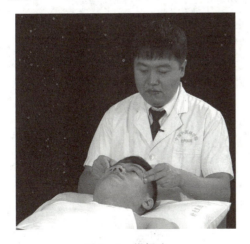

图2-5 指揉法

视频2-3 指揉法

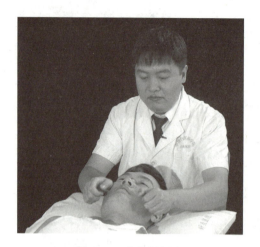

图 2-6 大鱼际揉法

视频 2-4 大鱼际揉法

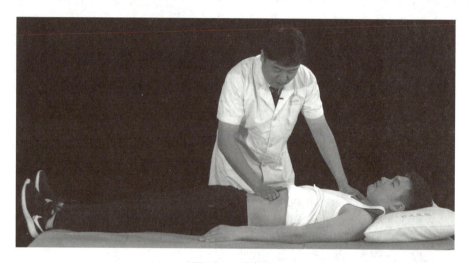

图 2-7 掌揉法

视频 2-5 掌揉法

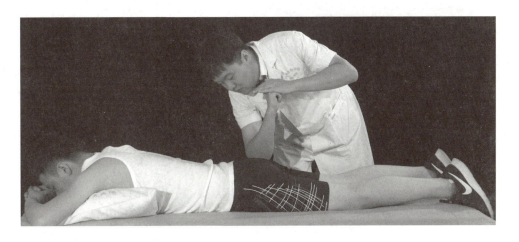

图 2-8　肘揉法

视频 2-6　肘揉法

3. 㨰法　是用手掌的背侧部分贴附于一定的部位，利用腕关节的屈伸和前臂内外旋转的有节律的连续动作，带动手背往返滚动的手法。操作时要紧贴体表，施以略大压力。㨰法分为拳㨰法和小鱼际㨰法两种，适用于身体肌肉较丰厚的部位，治疗痹病、痛症等运动功能障碍疾患。

（1）拳㨰法：手握空拳，以除拇指外其余四指的近端指间关节背侧突起部施力，前臂摆动，带动腕关节屈伸，使拳在体表滚动（图 2-9，视频 2-7）。注意拳要虚握，避免动作僵硬，用力过度。操作频率一般为 140~200 次/分。

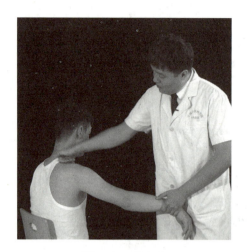

图2-9 拳滚法

视频2-7 拳滚法

（2）小鱼际滚法：操作时手指应自然弯曲，以手小指关节背侧吸于治疗部位，沉肩，垂肘，松腕，舒指，以第三、四、五掌指关节背侧与手掌小鱼际形成的手背三角区为着力点，在治疗部位上持续不断地来回滚动（图2-10，视频2-8）。施术时身体前倾30°，左（右）手置于左（右）前方，平操作者脐水平，肘关节屈曲约120°，滚动方向与胸壁夹角约45°，动作要协调而有节律，用力不可忽快忽慢或时重时轻，向前与向后滚动用力比重为3∶1，一般速度为120～160次/分。

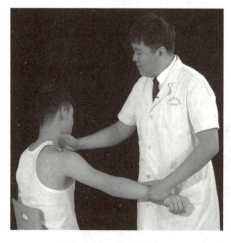

图2-10 小鱼际滚法

视频2-8 小鱼际滚法

(二)摩擦类手法

1. 摩法 分为掌摩法(图2-11,视频2-9)和指摩法(图2-12,视频2-10)两种。即以指面、掌根(或大、小鱼际)或全掌贴附于体表一定部位或穴位,做有节律的环旋抚摩动作,同时可辅助以推拿油、按摩乳等增强疗效。摩法常操作于胸腹及胁肋部,用来治疗脘腹、胸胁疼痛等,具有温经散寒、理气消积之效。动作要领:肘屈曲40°~60°,腕放松,以腕带动掌指完成动作,动作应轻柔和缓。其操作不同于揉法,操作部位与受术部位不吸定,手法不带动皮下组织,使皮动而肉不动,着力较轻,动作均匀柔和,一般速度为100~120次/分。

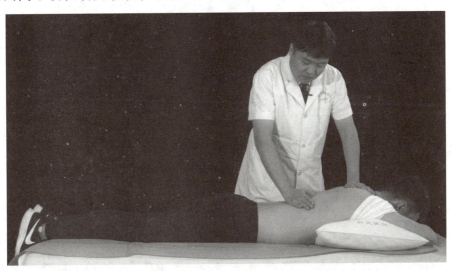

图2-11 掌摩法

视频2-9 掌摩法

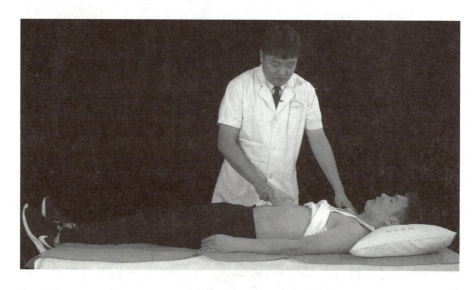

图 2-12　指摩法

视频 2-10　指摩法

2. 擦法　即以手掌的大鱼际、小鱼际（鱼际擦法，见图 2-13、图 2-14 及视频 2-11）或掌根（掌擦法，见图 2-15 及视频 2-12）附着于一定部位，紧贴体表，直线来回摩擦。其操作频率要快于掌推法。操作时可使用药物介质以助透达热力。擦法多运用于胸胁、腹部及四肢，具有温经通络、行气活血、消肿止痛、健脾和胃等作用。动作要领：肘关节要伸直，推动的幅度要大，用力要稳，达到"重而不滞，轻而不浮"，以擦时不使皮肤起皱褶为宜；动作要均匀连续；呼吸应自然，不可屏气；擦法运行路线要直，避免左右偏斜，操作频率一般为每分钟 100 次左右。

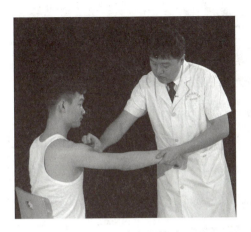
图 2-13 大鱼际擦法

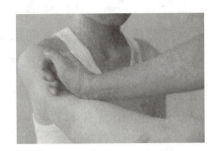
图 2-14 小鱼际擦法

视频 2-11 鱼际擦法

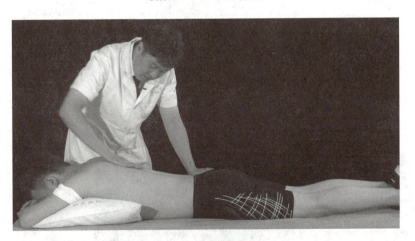
图 2-15 掌擦法

视频 2-12 掌擦法

3. 推法 是指用指、掌或肘部着力于一定的部位，进行单方向直线移动，分为指推法、掌推法、肘推法三种。推法具有活血通络、解痉止痛的效用。本法操作时用力不宜过重或过轻，行进要沿肌纤维走行方向，不可歪斜，速度要缓慢而均匀，每分钟 50 次左右。

（1）指推法：指端紧贴体表，余四指固定于相应部位，腕关节略屈曲，拇指及腕部主动施力，向指端方向单方向直线推进（图 2-16，视频 2-13）。该法多施于头面部及肢体远端，用于治疗头痛、腱鞘炎等。

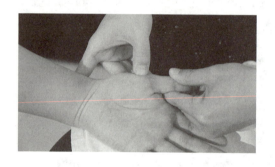

图 2-16 指推法

视频 2-13 指推法

（2）掌推法：腕关节背伸，肘关节伸直，上臂部主动施力，通过臂、腕部施力使掌根单方向直线推进（图 2-17，视频 2-14）。该法多施于腰背及胸腹部，用于治疗腰背酸痛、肌肉麻木痉挛等。

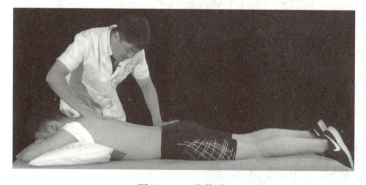

图 2-17 掌推法

视频 2-14 掌推法

（3）肘推法：肘部屈曲，以肘关节尺骨鹰嘴部着力于受术部位，另一手以掌部扶住施术拳顶，上臂部施力，做较缓慢的单方向直线推进动作（图2-18，视频2-15）。该法刺激性较强，多施于腰背两侧或臀部，用于治疗痹病、劳损等。

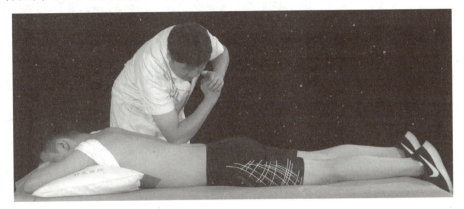

图2-18　肘推法

视频2-15　肘推法

4. 抹法　是指用拇指指腹贴附于皮肤，和缓轻柔地上下或左右往返移动（图2-19，视频2-16）。抹法有开窍镇静、醒脑明目的作用，适用于头面及颈部，用于治疗头晕、头痛、失眠、颈椎病及面瘫等病症。动作要领：用单手拇指罗纹面或双手拇指罗纹面紧贴于治疗部位，稍施力，单向或往返移动，余四指轻轻扶住以助力，使拇指能平稳地完成手法操作。操作时用力应轻而不浮，重而不滞，不应带动局部皮肤；方向应顺循经络走行，谓之"抹而顺之"；施术速度较推法要慢，约30~50次/分。

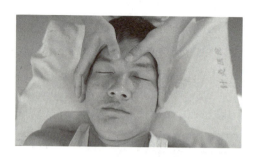

图 2-19 抹法

视频 2-16 抹法

5. 搓法 是指用双手掌面夹住一定的部位,用力快速搓揉,同时上下往返移动(图 2-20,视频 2-17)。本法适用于四肢及腰背部,具有舒筋活络、调和气血之效。动作要领:操作时施术者双腿站稳,双臂伸开,掌心空虚,搓关节时如抱球状,搓肢体时如搓绳状,双手对称夹住操作部位。操作用力要均匀对称,搓动要快,移动要慢,做到"紧搓慢移"。搓腰背时,双手自背至腰水平搓揉,上下往复 3~5 次;搓关节时,顺时针回环搓揉 10~20 次;搓肢体时,应自近而远、自远而近操作 3~5 次。

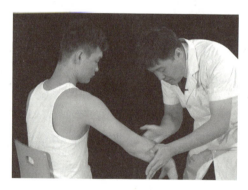

图 2-20 搓法

视频 2-17 搓法

(三)挤压类手法

1. 按法 按施力部位分为用拇指指端或指腹按压体表的"指按法"和用单掌、双掌或叠掌按压体表的"掌按法"两种;按操作手法分为缓和的"按揉法"和分筋松解的"按拨法"两种。按法为止痛要法，多与揉法合用，具有松弛肌肉、开通闭塞、活血通络之效。本法操作时要紧贴体表，不可移动，用力要由轻而重，不可用暴力猛然按压。

（1）指按法：要以拇指桡侧端或罗纹面置于受术部位，余四指张开以支撑助力，以悬屈的腕关节为支点，掌指部主动施力，做与受术部位相垂直的按压动作（图2-21，视频2-18）。当按压力达到所需的力量后，稍停片刻，即所谓的"按而留之"，然后松劲撤力，再重复按压，使按压动作既平稳，又有节奏性。

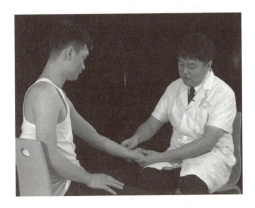

图2-21 指按法

视频2-18 指按法

（2）掌按法：单手或双手掌面重叠置于受术部位，以肩关节为支点，使上半身的重量通过上肢及腕关节传至手掌部，垂直向下按压（图2-22、图2-23，视频2-19、视频2-20）。施力原则同指按法。

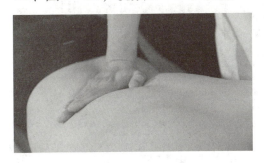

图2-22 单掌按法

视频2-19 单掌按法

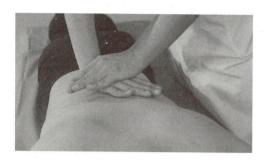

图 2-23 叠掌按法

视频 2-20 叠掌按法

2. 点法 即以拇指指端或屈曲的指间关节所形成的突起部施力压于治疗点。点法常用于关节或肌肉较薄的骨缝处，具有开闭塞、活气血、通脏腑之效。本法作用面积小，故刺激性很强，施术时要因人而异，酌情用力。点法可分为拇指点法和屈指点法两种。拇指点法（图 2-24，视频 2-21）是用拇指端点压体表。屈指点法（图 2-25，视频 2-22）又可分为屈拇指点法和屈食指点法两种。屈拇指点法：手握空拳，拇指屈曲抵住食指中节桡侧面，以拇指指间关节桡侧为着力点压于治疗部位，用力由轻而重，点压与放松相交替。屈食指点法：以手握拳并突出食指，用食指近端指间关节为着力点压于治疗部位，施力方法同屈拇指点法。

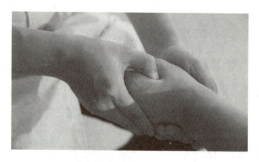

图 2-24 拇指点法

视频 2-21 拇指点法

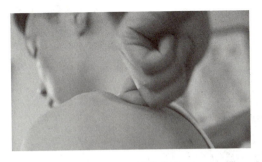

图 2-25 屈指点法

视频 2-22 屈指点法

3. 捏法 俗称"翻皮肤",分为三指捏法和五指捏法两种。本法适用于头、颈项、背脊及四肢部,可以治疗脾胃虚弱,亦可用于小儿保健,具有舒筋通络、通调脏腑之效。操作时应夹住体表,相对施力,均匀而有节律地循序进行。施术于肢体时,频率慢者30~60次/分,快者倍之;施术于小儿背脊时,从尾椎至大椎操作3~5次。

(1) 三指捏法:施术时手握空拳,拇指横向抵于皮肤,食指及中指置于拇指前方皮肤,指腹朝向拇指,以三指夹提皮肤,两手交替捻动,向前推进,此法因柔和而常用于幼龄小儿捏脊(图2-26,视频2-23)。

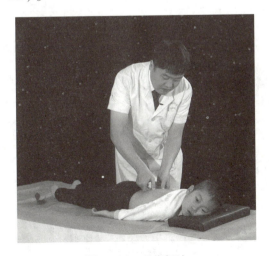

图 2-26 三指捏法

视频 2-23 三指捏法

（2）五指捏法：施术时手握空拳，食指中节和拇指指腹相对，夹提皮肤，双手交替捻动，向前推进（图2-27，视频2-24）。

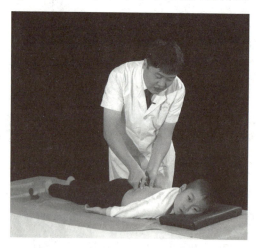

图2-27　五指捏法

视频2-24　五指捏法

4. 拿法　即捏而提之，是整合了捏法的复合动作（图2-28，视频2-25）。常见拿法如"拿风池""拿肩井"等，具有祛风散寒、开窍止痛、舒筋通络之效。动作要领：操作时以拇指和食、中两指，或以拇指和其余四指相对用力，在一定的部位或穴位上有节律地提捏。施术时肩部要放松，腕部要灵活，用劲要由轻渐重，不可突然发力，动作要和缓而连贯。因拿法刺激性较强，所以不适于长时间操作。

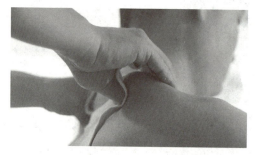

图2-28　拿法

视频2-25　拿法

5. 捻法　即以拇、食二指指面在所捏住部位上做相对搓揉动作（图2-29，视频2-26）。捻法适用于浅表皮肤及四肢小关节，多用于治疗指（趾）间关节扭伤及腱鞘炎等，具有理筋通络、滑利关节之效。动作要领：施术时拇指与食指搓揉方向相反，动作要快速灵活，用劲不可呆滞，操作频率约60~80次/分。

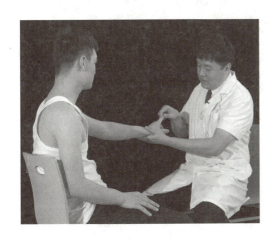

图2-29　捻法

视频2-26　捻法

（四）振动类手法

1. 抖法　是指用双手握住受术者的肢体远端，连续用力做小幅度快频率的上下颤动动作。本法多运用于四肢，常与搓法合用，作为治疗的结束手法，具有通利气血、舒筋活络之效。抖动时用力要自然，抖动幅度要小，但频率要快。一般抖动幅度在3~5cm。上肢抖法频率一般在每分钟200次左右，下肢抖法频率一般在每分钟100次左右。

（1）上肢抖法：受术者取坐位，上肢放松，医者站立于其前外侧，上身略微前倾，用双手轻握受术者腕部，缓缓地将被抖动的上肢向前外侧方向抬起约60°~70°，然后以腕力为主做连续的小幅度的上下抖动动作，并使抖动如同波浪般地由远端的腕部逐步传递到近端的肩部

（图2-30，视频2-27）。

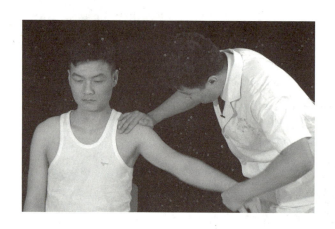

图2-30 上肢抖法

视频2-27 上肢抖法

（2）下肢抖法：受术者取仰卧位，下肢放松，医者站立于其足后方，用两手握住受术者双踝部，先将其下肢徐徐抬起，然后以臂力为主做小幅度的上下抖动动作，使其整个下肢产生舒松感（图2-31）。在抖下肢时可配合做肢体的内、外旋转活动。

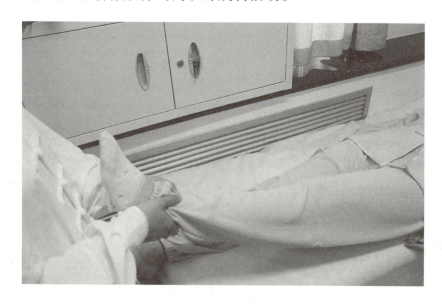

图2-31 下肢抖法

2. 振法 分为指振法（图2-32）和掌振法（图2-33，视频2-28）两种。操作时以指或掌着力于体表，以肌肉带动指、掌静止性发力，产生振动。本法多施于头、背及腹部腧穴，如百会、肺俞、中脘、关元等，具有通行元气、和中导滞、调节脾胃之效。动作要领：以食、中指罗纹面或掌面着力于受术部位，肌肉静止性发力，产生较快的颤动，力量集中于受力局部，使治疗部位产生舒松温热感。振动时应施力稍重，动作连贯，频率较快，要求达到300次/分。

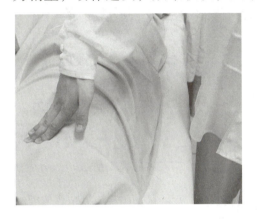

图2-32 指振法

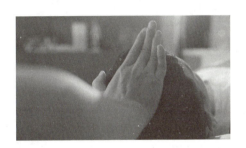

图2-33 掌振法

视频2-28 掌振法

（五）叩击类手法

1. 拍法 用掌面（虚握）或医疗器械拍打体表的手法称为拍法（图2-34，视频2-29）。本法多施于肩背、腰骶及下肢外侧部，用于治疗风湿痹痛、肢体麻木拘挛，具有舒筋活血通痹之效。动作要领：操作时腕关节放松，五指并拢，掌指关节微屈，在前臂的带动下协调平稳而有节奏地拍打皮肤，做到拍击声清脆而患者不甚痛，一般拍打3~5次。拍击的刺激量应根据患者的病情及耐受度灵活掌控，对于身体健硕或感觉迟钝者，可以皮肤充血微红为度。

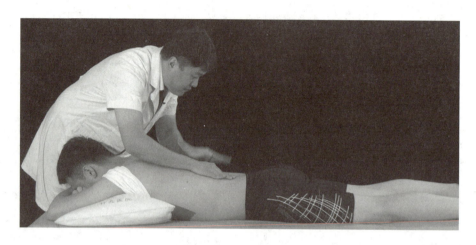

图2-34　拍法

视频2-29　拍法

2. 击法　击法分为拳击法、掌击法、侧击法、指尖击法及棒击法等，是分别使用拳背、掌根、小鱼际、指尖、条棒等叩击体表的方法。本法适用于全身各部，以头顶、肩背、腰臀、四肢多用，具有舒筋通络、缓解痉挛、消瘀止痛等作用。击法用劲要快速而短暂，垂直叩击体表，操作时不能有拖抽动作，要均匀而有节奏。

（1）拳击法：手握空拳，腕伸直，以拳心或拳背叩击，多运用于腰背及四肢（图2-35，视频2-30）。

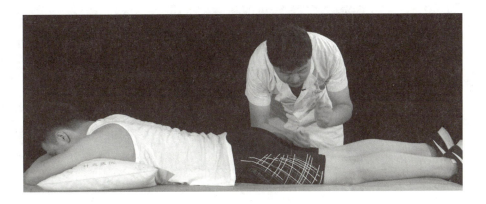

图 2-35 拳击法

视频 2-30 拳击法

（2）掌击法：手指自然松开，腕伸直，以掌心或掌根部叩击体表，多运用于肩背、腰骶及下肢（图 2-36）。

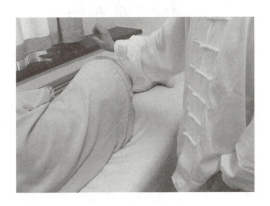

图 2-36 掌击法

（3）侧击法（小鱼际击法）：手指自然伸直，腕略背屈，以小鱼际部击打体表，多运用于腰背（图 2-37）。

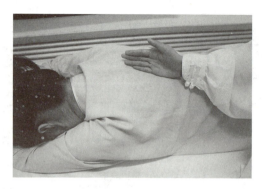

图 2-37 侧击法

（4）指尖击法：以指端轻轻击打体表，密集点叩，如雨点下落，多运用于头部（图 2-38）。

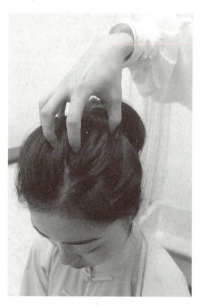

图 2-38 指尖击法

3. 啄法 五指自然屈曲，呈爪形，或聚拢成梅花状，以腕部屈伸带动指端，垂直着力于受术部位，双手交替操作，如鸡啄米状的手法称啄法（图 2-39，视频 2-31）。本法多于头、胸、腰背部操作，具有醒脑开窍、开胸理气、舒筋活络的作用。动作要领：腕部放松，手指垂直于体表,手法要轻快而有节奏,啄击的强度可二轻一重、二轻二重或三轻二重。

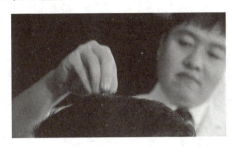

图 2-39 啄法

视频 2-31 啄法

(六)运动类手法

1. 摇法 摇法是一种使关节做和缓的被动回旋活动的手法,分为颈部摇法和四肢摇法。本法多用于治疗关节损伤类疾病,具有舒筋活血、消肿止痛、滑利关节、松解粘连、增加关节活动度等作用。

(1)颈部摇法:患者取坐位,施术者以一手扶住患者头顶,一手托住其下颌,双手左右环转摇动(图 2-40,视频 2-32)。动作应和缓,用力要稳,注意询问患者感受,避免暴力操作。

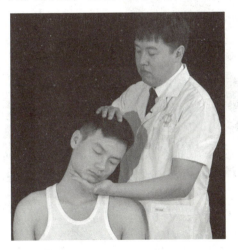

图 2-40 颈部摇法

视频 2-32 颈部摇法

（2）四肢摇法：用一手握住（或扶住）被摇关节近端，另一手握住关节远端，动作幅度由小到大，做和缓的回旋环转活动（图2-41、图2-42，视频2-33、视频2-34）。施术时切忌摇动幅度超过正常范围，以免损伤关节。

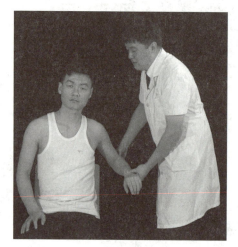

图2-41　上肢摇法

视频2-33　上肢摇法

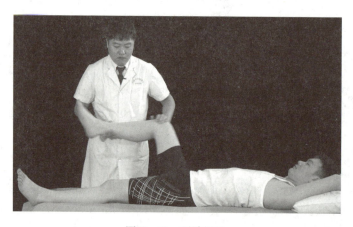

图2-42　下肢摇法

视频2-34　下肢摇法

2. **拔伸法**　又称牵引法，是以牵拉的方式增大关节间隙，多用于颈（腰）椎病的治疗。本法可于脊柱和四肢操作，用于治疗关节功能障碍，能够松解粘连、解痉止痛、滑利关节，为关节的整复或功能恢复创造条件。施术时用力要稳定而持续，顺势而行，用力恰当，不可突发暴力。

（1）颈椎拔伸法：根据操作方式分为拇指拔伸法和肘托拔伸法。①拇指拔伸法：患者取正坐位，术者站其身后，以双手拇指顶住其枕骨后方或置于风池穴上，以双前臂压住患者两肩。双手拇指向上顶推之力与双前臂下压两肩之力形成相对力，使颈椎处于持续缓慢的向上拔伸的力量中（图2-43）。②肘托拔伸法：患者端坐，术者站其身后，以一侧肘弯部托住患者下颌，手扶住其头部对侧，另一手托住其后枕部，两手同时用力向上拔伸，牵引颈椎（图2-44，视频2-35）。

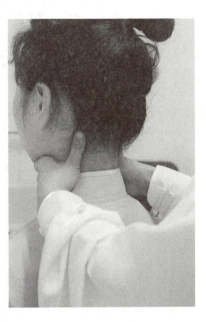

图2-43 拇指拔伸法

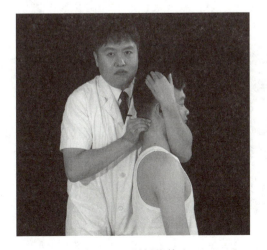

图2-44 肘托拔伸法

视频2-35 肘托拔伸法

(2) 肩关节拔伸法：患者取坐位，施术者用双手握住其腕或肘部，逐渐用力牵拉，同时嘱患者身体向另一侧倾斜（可由助手帮助固定患者身体），与牵拉之力形成对抗的牵拉之力，从而达到拔伸的效果（图2-45）。

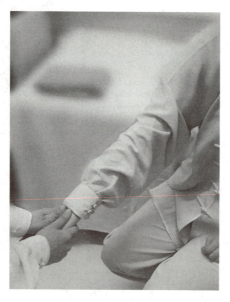

图2-45　肩关节拔伸法

(3) 腕关节拔伸法：施术者一手固定患者前臂下端，另一手握住其手部，两手同时向相反方向用力，逐渐牵拉拔伸患者腕部（图2-46）。

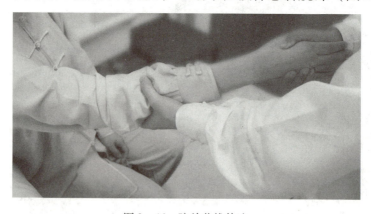

图2-46　腕关节拔伸法

（4）指间关节拔伸法：医者以一手捏住被拔伸关节的近侧端，另一手捏住其远侧端，两手同时向反方向牵拉（图2-47）。

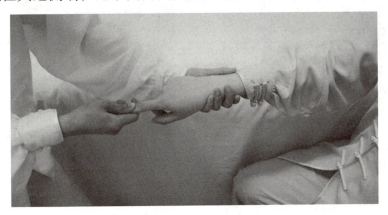

图2-47 指间关节拔伸法

3. 扳法 是一种用双手或在助手的配合下用力向相反方向或同一方向扳动肢体，使关节伸展或旋转的手法。扳法常用于治疗扭伤、颈（腰）椎间盘突出症、颈（腰）关节错位或关节功能障碍等病症，具有疏通经络、滑利关节、纠正解剖位置的作用。扳法要求稳、准、巧，施术部位要求准确，根据关节的活动范围，因势利导地使用寸劲，忌强拉硬扳，动作粗暴。

（1）颈部扳法：①颈椎旋转扳法：患者取坐位，医者站于患者一侧后方，令患者头稍向前屈，医者一手置于患者头后部，一手置于患者对侧下颌部，将患者头旋转至一侧最大角度后，双手同时用力扳动（图2-48）。②颈椎旋转定位扳法：患者取坐位，头略向前屈，术者站于患者一侧后方，以一手拇指抵住偏歪的棘突，另一手扶住患者对侧下颌部，将头旋转至最大限度（棘突偏歪方向与旋转方向一致），双手同时用力推扳（图2-49，视频2-36）。

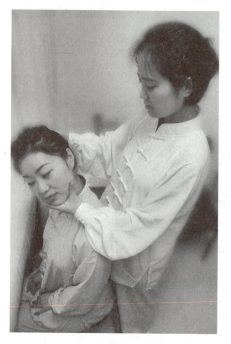 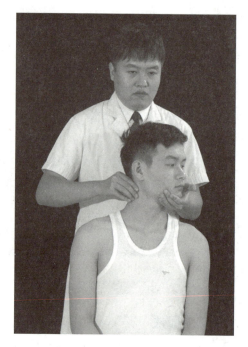

图 2-48 颈椎旋转扳法　　　　　图 2-49 颈椎旋转定位扳法

视频 2-36　颈椎旋转定位扳法

（2）腰部扳法：这里介绍腰椎斜扳法。患者取侧卧位，位于上侧的下肢屈髋屈膝，下侧的下肢自然伸直，术者以一肘抵住患者肩前部，另一肘抵住其臀部，两肘协调施力，先做数次，使肩部向前下方、臀部向后下方扭转，压后放松，做小幅度扭转活动，待腰部放松后，使腰部处于阻力位，以"巧力寸劲"做一个突发性快速扳动动作，可产生关节弹响（图 2-50，视频 2-37）。

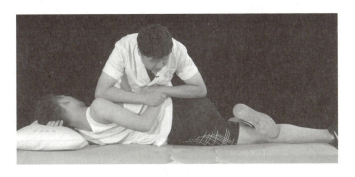

图 2-50 腰椎斜扳法

视频 2-37 腰椎斜扳法

4. 背法 将患者反背起,使其双足离地,从而使患者腰部脊椎得以牵伸,这种疗法称为背法(图 2-51,视频 2-38)。背法常用于腰椎关节功能紊乱、急性腰肌扭伤、腰椎间盘突出症等,能够缓解腰肌痉挛,整复腰间小关节错位。动作要领:患者站立,术者同其背靠背,将两肘与患者两肘套紧后,做屈膝、弯腰、提臀动作,将患者用力反背起,使患者两脚离地,在其腰椎得到牵伸后,再做快速伸膝提臀动作,使患者腰椎及其两侧伸肌被动过伸,从而治疗腰部扭伤及腰椎间盘突出症。

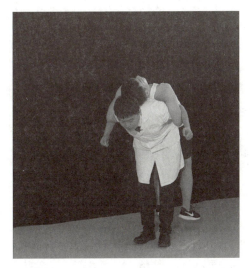

图 2-51 背法

视频 2-38 背法

第二节 小儿推拿手法

一、小儿推拿手法的定义

小儿推拿手法是指在推拿过程中按照一定要求在小儿身体穴位上进行不同操作的方法。因小儿具有生理上生机蓬勃、脏腑娇嫩，病理上发病容易、病后易复的特点，加之小儿神智未全，难于配合，所以手法操作上与成人有所区别。

二、小儿推拿手法的技术要求

小儿推拿手法的基本要求是轻快、柔和、平稳、着实。轻是指手法操作的力度宜轻，快是指手法操作的频率宜快，柔和是指操作手法要均匀柔和，平稳是指在操作时手法所用的力度和频率要始终如一，着实是指手法操作时要紧贴穴位的表面，有轻而不浮之意。

手法的操作顺序：先头面，后上肢，再胸腹、腰背，最后下肢。先使用无刺激的手法，把刺激性强的手法放在最后。一般年龄越小操作次数越少，年龄越大操作次数越多。

三、小儿推拿基本手法

1. 推法 推法为按摩常用手法之一，分为直推法、分推法、旋推法三种。

（1）直推法：以拇指外侧缘或罗纹面，或食、中指指腹，在患儿体表一定部位或穴位上单方向或来回直线推动，频率一般为200~300次/分（图2-52，视频2-39）。小儿手部穴位以向心方向直推为补，离心方向直推为泻，往返推动为平补平泻。

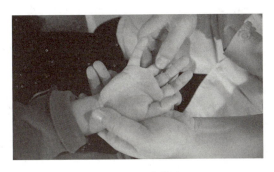

图 2-52　直推法

视频 2-39　直推法

（2）分推法：用两手拇指指面或桡侧，或食、中指指面，自穴位向两旁做分向直推或"八"字形弧推动作，频率一般为 200～300 次/分（图 2-53，视频 2-40）。本法反向操作即为合推法，一般仅用于大横纹。

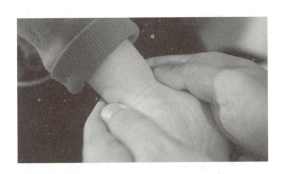

图 2-53　分推法

视频 2-40　分推法

（3）旋推法：用拇指指面在一定部位或穴位上频频旋转推动，还可用拇指、中指指面在小儿一定部位或穴位上往复做弧形或环形的旋转推动动作，频率一般为 100～120 次/分（图 2-54，视频 2-41）。本法有"顺运为泻，逆运为补""左运汗，右运凉"及"左转止吐，右转止泻"等说法。

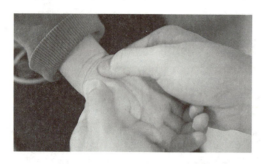
图 2-54 旋推法

视频 2-41 旋推法

2. 按法 用指或掌根按压一定部位或穴位，由轻而重逐渐用力，按而留之，称为按法。分为拇指按法、鱼际按法、屈指按法、掌根按法等。本法多与揉法合用，即按揉法。

（1）拇指按法：本法与体表接触面较小，刺激强度容易控制，全身都可应用。

（2）鱼际按法：本法操作柔和，常用于小儿头面及胸腹部位。

（3）屈指按法：适用于关节骨缝处，操作力度不可过大。

（4）掌根按法：本法与体表接触面大，刺激缓和，适用于腰背部及腹部。

3. 揉法 用手掌大鱼际、小鱼际、掌根或手指罗纹面着力吸定于一定部位或穴位上，紧贴皮肤，使之带动皮下组织，做轻柔和缓的环旋揉动动作，频率120~200次/分。揉法可分为指揉法、掌揉法和鱼际揉法。

（1）指揉法：是指用拇指或食、中、无名指指端着力，紧紧吸附在穴位上并回环揉动的手法。本法常用于小儿点状穴，操作时可配合使用润滑剂，既可保护患儿皮肤，又可加强疗效。根据病情需要，可以使用二指揉或三指揉。

（2）掌揉法：即用掌根或大、小鱼际部着力在穴位上回环旋转揉动的手法。

（3）鱼际揉法：即用大鱼际部着力，在穴位上回环揉动之法。

4. **摩法**　摩法是按摩常用手法之一，是指将食、中、无名、小指指面或掌面放在穴位上，以腕关节的屈伸、前臂的旋转为动力，连同前臂做顺时针或逆时针方向的环旋抚摩动作，频率120～160次/分。分为指摩法、掌摩法和旋摩法三种。有"顺摩为补，逆摩为泻""掌摩为补，指摩为泻""缓摩为补，急摩为泻"等说法。

（1）指摩法：是指用食、中、无名三指指腹在一定部位或穴位上连续回旋抚摩的手法。

（2）掌摩法：以掌心在一定部位或穴位上回旋抚摩，称掌摩。

（3）旋摩法：是指用双手全掌指面着力，自患儿下腹部开始，沿升结肠、横结肠、降结肠的解剖方向，两手一前一后交替旋转运摩的手法。本法对肠胃疾患最为有效。

5. **掐法**　以一手拇指垂直用力，用指甲重刺患儿某处或穴位，以不掐破皮肤为宜（图2-55，视频2-42）。操作时拇指逐渐用力，垂直掐压穴位，切忌暴发用力。本法属强刺激手法，是急救常用手法。

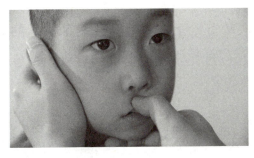

图2-55　掐法

视频2-42　掐法

6. **拿法**　是指以拇指指端和食、中二指指端，或以拇指指端与其余四指指端相对用力，在患儿一定部位或穴位上有节律地揉动提捏的手法。操作时动作要连绵不断，着力要由轻到重，再由重到轻。

7. 捏法　捏法为按摩常用手法，分为捏脊法和挤捏法两种。

（1）捏脊法：用拇指桡侧缘顶住皮肤，食、中两指前按，三指同时用力提拿皮肤，双手交替捻动向前，或食指屈曲，用食指中节桡侧顶住皮肤，拇指前按，两指同时用力提拿皮肤，双手交替捻动向前。捏脊时，每捏 3~5 遍后，在第 4 或第 6 遍时，每捏 3 次，将肌肤捏住向上提拉 1 次，称"捏三提一"，也可以"捏五提一"。在操作时，所提皮肤次数多少及用力大小要适当，且不可带有拧转；应两手交替进行，不可间断；捻动须直线进行，不可歪斜。

（2）挤捏法：用双手拇指与食、中、无名指指端自穴位或部位周围向中央用力挤捏，至局部皮肤充血红润为止。

8. 擦法　用拇指外侧缘，或食、中、无名指指面，或手掌面，在体表一定部位或穴位上来回摩擦。擦时不论是上下方向或左右方向，都应直线往返，不可歪斜，且往返距离要长。着力部位要紧贴皮肤，但不要硬用压力，以免擦破皮肤。

四、小儿推拿复式手法

复式手法即在上述基本手法的基础上，将两种或两种以上的手法组合在一起。这些复式手法都有各自特定的操作部位、程序并各有特定的名称，是小儿按摩所特有的操作手法。

1. 黄蜂入洞

【方法】将食指和中指伸入小儿两鼻孔处，轻轻揉动（图 2-56，视频 2-43）。

【作用】发汗，通鼻窍。主要用于伤风感冒、鼻塞流涕、呼吸不畅等。

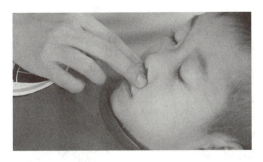

图 2-56　黄蜂入洞

视频 2-43　黄蜂入洞

2. 猿猴摘果

【方法】用食、中二指夹住小儿耳朵向上提 30~50 次，再向下拽 30~50 次（图 2-57，视频 2-44）。

【作用】安神定惊，退热。主要用于小儿惊风、发热等。

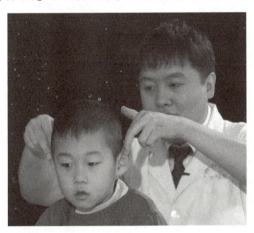

图 2-57　猿猴摘果

视频 2-44　猿猴摘果

3. 打马过天河

【方法】用食、中二指蘸少许水，从腕部一起一落弹打如弹琴状，直至肘弯部，同时一面用口吹气随之（图 2-58，视频 2-45）。

【作用】清热解表，泻火除烦。用于治疗外感发热、五心烦热、口燥咽干、夜啼等属热性病证者。

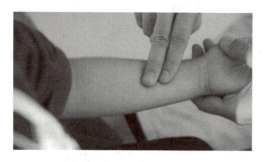

图 2-58　打马过天河

视频 2-45　打马过天河

4. 水底捞月

【方法】用拇指从小儿小指指端起,沿尺侧缘用运法经小鱼际运至手心内劳宫穴处(图 2-59,视频 2-46)。

【作用】清凉退热。用于小儿烦渴口疮、虚烦内热等。

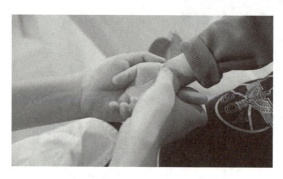

图 2-59　水底捞月

视频 2-46　水底捞月

5. 二龙戏珠

【方法】用左手扶住小儿的一只手,使其掌心向上,前臂伸直,用右手的食、中指从小儿腕部交替向前按之,直至肘弯部(图 2-60,视频 2-47)。

【作用】镇惊定搐,调和气血。用于小儿惊风、四肢抽搐、寒热往来等。

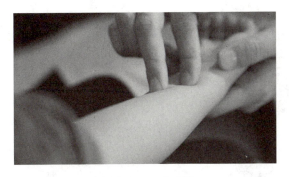

图 2-60 二龙戏珠

视频 2-47 二龙戏珠

6. 开璇玑

【方法】从胸部璇玑穴开始,向下直推至剑突,再向下到脐中,在脐周做单式按摩后,继续推到小腹(图 2-61,视频 2-48)。

【作用】调畅气机。用于小儿气机不畅所致的咳喘、食滞、呃逆等。

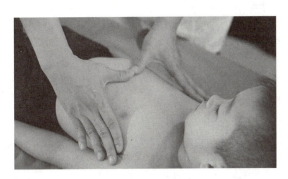

图 2-61 开璇玑

视频 2-48 开璇玑

7. 按弦搓摩

【方法】可与小儿面对面,将其双上肢展开,然后自小儿后背沿其两胁搓摩至肚脐处(图 2-62、图 2-63,视频 2-49)。

【作用】顺气,消积,化痰。主要用于胸闷胁痛、腹胀痰喘。

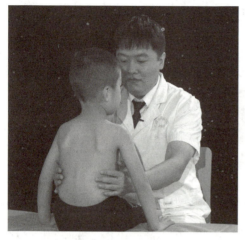

图 2-62　按弦搓摩（1）

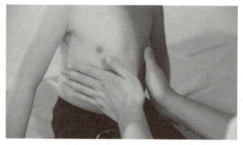

图 2-63　按弦搓摩（2）

视频 2-49　按弦搓摩

第三节　推拿常用腧穴

一、十四经常用穴

（一）手太阴肺经

手太阴肺经从胸走手，与手阳明大肠经相表里（图 2-64）。

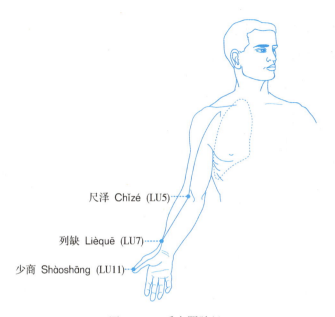

图 2-64 手太阴肺经

1. 尺泽 Chǐzé（LU5） 合穴

【定位】在肘横纹中，当肱二头肌腱桡侧凹陷处。

【主治】咳嗽、气喘、咯血、咽喉肿痛等属肺系实热性病证者，肘臂挛痛，急性吐泻、中暑、小儿惊风等急性病证。

【临床应用】现代常用于治疗感冒、咽炎、喉炎、扁桃体炎、支气管炎、肺炎、胸膜炎、胃炎、中风后遗症、前臂痉挛、肩胛神经痛、无脉症等。

【操作】拇指点按法。治疗急性吐泻、中暑、小儿惊风等急性病证可用刮痧法；治疗前臂痉挛可用揉法。

2. 列缺 Lièquē（LU7） 络穴；八脉交会穴（通于任脉）

【定位】两手虎口自然平直交叉，一手食指按在另一手桡骨茎突上，指尖下凹陷中是穴。

【主治】咳嗽、气喘、咽喉肿痛等属肺系病证者，头痛、齿痛、项强、口眼歪斜等头项部疾患。

【临床应用】现多用于治疗桡神经麻痹、腕关节及其周围软组织疾患、感冒、神经性头痛、面神经麻痹、落枕、荨麻疹、无脉症等。

【操作】拇指按揉法。

3. 少商　Shàoshāng（LU11）　井穴

【定位】在拇指桡侧指甲根角旁0.1寸。

【主治】咽喉肿痛、鼻衄、高热、昏迷等属肺系实热证者，癫狂。

【临床应用】现多用于治疗肺炎、扁桃体炎、腮腺炎、感冒、精神分裂症、中风昏迷等。是治疗咽喉肿痛的首选穴。

【操作】拇指指尖掐法。或点刺出血。

（二）手阳明大肠经

手阳明大肠经从手走头，与手太阴肺经相表里（图2-65）。

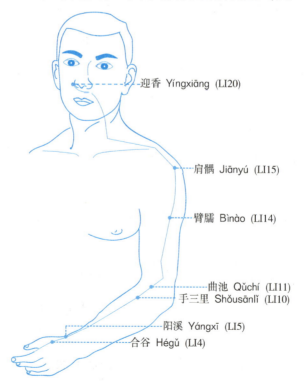

图2-65　手阳明大肠经

1. 合谷 Hégǔ（LI4） 原穴

【定位】以一手的拇指指间关节横纹放在另一手拇、食指之间的指蹼缘上,当拇指尖下是穴。

【主治】头痛、齿痛、目赤肿痛、咽喉肿痛、鼻衄、耳聋、痄腮、牙关紧闭、口㖞、热病、无汗、多汗、滞产、经闭、腹痛、便秘、上肢疼痛或不遂。

【临床应用】现多用于面神经麻痹、面肌痉挛、三叉神经痛、电光性眼炎、近视眼、腮腺炎、扁桃体炎、舌炎、牙龈炎、牙痛、流行性感冒、高血压、皮肤瘙痒、荨麻疹等。

【操作】拇指按揉法。

【注意】月经期、妊娠期慎用。

2. 阳溪 Yángxī（LI5） 经穴

【定位】在腕背横纹桡侧,手拇指向上翘时,当拇短伸肌腱与拇长伸肌腱之间的凹陷中。

【主治】头痛、目赤肿痛、齿痛、咽喉肿痛、手腕痛。

【临床应用】现多用于中风半身不遂、桡骨茎突狭窄性腱鞘炎、小儿单纯性消化不良、腕关节及其周围软组织疾患等。

【操作】拇指按揉法。

3. 手三里 Shǒusānlǐ（LI10）

【定位】在前臂背面桡侧,当阳溪与曲池的连线上,肘横纹下2寸处。

【主治】肩臂麻痛、上肢不遂、腹痛、腹泻、齿痛、颊肿。

【操作】拇指按揉法、一指禅推法。

4. 曲池 Qūchí（LI11） 合穴

【定位】在肘横纹外侧端,屈肘时,当尺泽与肱骨外上髁连线的中点。

【主治】热病、咽喉肿痛、齿痛、目赤痛、头痛、眩晕、癫狂、上肢不遂、手臂肿痛、瘰疬、瘾疹。

【临床应用】肱骨外上髁炎（网球肘）、中风后遗症、高血压、流行性感冒等。

【操作】拇指按揉法、一指禅推法。治疗手臂肿痛可用㨰法。

5. 臂臑 Bìnào（LI14）

【定位】当曲池与肩髃连线上，曲池上7寸。自然垂臂时，在臂外侧，当三角肌止点处。

【主治】肩臂痛。

【临床应用】肩周炎、中风后遗症等。

【操作】一指禅推法、拇指按揉法、㨰法。

6. 肩髃 Jiānyú（LI15）　　大肠经与阳跷脉交会穴

【定位】在肩部，三角肌上，臂外展或向前平伸时，当肩峰前下方凹陷处。

【主治】上肢不遂、肩痛不举。

【临床应用】肩周炎、中风后遗症等。

【操作】一指禅推法、拇指按揉法、㨰法。

7. 迎香 Yíngxiāng（LI20）　　大肠经与胃经交会穴

【定位】在鼻翼外缘中点旁，当鼻唇沟中。

【主治】鼻塞、衄蚵、口㖞、面痒、胆道蛔虫病。

【操作】拇指或食指、中指按揉法，一指禅偏锋推法。治疗鼻塞可用大鱼际搓法。

（三）足阳明胃经

足阳明胃经从头走足，与足太阴脾经相表里（图2-66）。

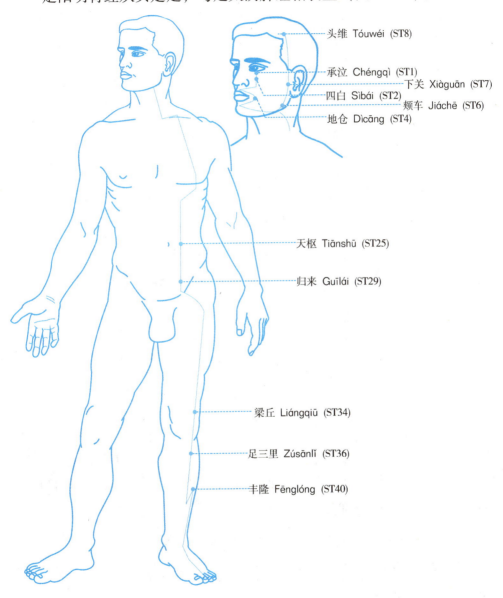

图2-66 足阳明胃经

1. 承泣 Chéngqì（ST1）

【定位】在面部，瞳孔直下，当眼球与眶下缘之间。

【主治】眼睑瞤动、迎风流泪、目赤肿痛、夜盲、口眼歪斜、面肌痉挛。

【操作】食指或中指揉法。

2. 四白 Sìbái（ST2）

【定位】在面部，瞳孔直下，当眶下孔凹陷处。

【主治】目赤肿痛、目翳、眼睑瞤动、近视、面痛、口歪、胆道蛔虫病、头痛、眩晕。

【临床应用】现多用于结膜炎、角膜炎、近视、胞睑下垂、青光眼、面神经麻痹、三叉神经痛、鼻炎、胆道蛔虫病等。

【操作】食指或中指揉法。治疗胆道蛔虫病常与迎香合用。

3. 地仓 Dìcāng（ST4）

【定位】在面部，口角外侧，上直对瞳孔。

【主治】口歪、流涎、眼睑瞤动。

【临床应用】现多用于面神经麻痹、三叉神经痛等。

【操作】食指或中指揉法、一指禅推法。

4. 颊车 Jiáchē（ST6）

【定位】在面颊部，下颌角前上方约一横指（中指），当咀嚼时咬肌隆起，放松时按之凹陷处。

【主治】口歪、颊肿、齿痛、口噤不语。

【临床应用】现多用于三叉神经痛、颞颌关节炎、咬肌痉挛、腮腺炎、面神经麻痹等。

【操作】食指或拇指揉法、一指禅推法。

5. 下关 Xiàguān（ST7）

【定位】在面部，耳前方，当颧弓与下颌切迹所形成的凹陷中。

【主治】耳聋、耳鸣、聤耳、齿痛、口歪、面痛。

【临床应用】现多用于下颌关节炎、咬肌痉挛、中耳炎、面神经麻痹、聋哑等。

【操作】食指或拇指揉法、一指禅推法。

6. 头维 Tóuwéi（ST8）

【定位】在头侧部，当额角发际上0.5寸。

【主治】头痛、眩晕、目痛、迎风流泪。

【临床应用】现多用于血管性或神经性头痛、面神经麻痹、眼轮匝肌痉挛、精神分裂症等。

【操作】拇指按揉法。

7. 天枢 Tiānshū（ST25） 大肠之募穴

【定位】在腹中部，平脐中，距脐中2寸。

【主治】腹胀肠鸣、绕脐腹痛、便秘、泄泻、痢疾、癥瘕、月经不调、痛经。

【临床应用】现多用于胃炎、肠炎、阑尾炎、肠麻痹、细菌性痢疾、消化不良等。

【操作】拇指按揉、点按法，摩法，掌根按揉法。

8. 归来 Guīlái（ST29）

【定位】在下腹部，当脐中下4寸，前正中线旁开2寸。

【主治】腹痛、疝气、闭经、月经不调、阴挺、带下。

【临床应用】现多用于睾丸炎、卵巢炎、子宫内膜炎、子宫脱垂、腹股沟疝等。

【操作】拇指按揉、点按法。

9. 梁丘　Liángqiū（ST34）　郄穴

【定位】屈膝，在大腿前面，当髂前上棘与髌底外侧端的连线上，髌底上2寸。

【主治】急性胃痛、乳痈、膝关节肿痛、下肢不遂。

【临床应用】现多用于急性胃炎、胃痉挛、乳腺炎、膝关节及其周围软组织疾患等。

【操作】拇指按揉法、拨法、滚法。

10. 足三里　Zúsānlǐ（ST36）　合穴；胃之下合穴

【定位】在小腿前外侧，当犊鼻下3寸，距胫骨前缘一横指（中指）处。

【主治】胃痛、呕吐、噎膈、腹胀、腹痛、肠鸣、消化不良、泄泻、便秘、痢疾、乳痈、虚劳羸瘦、咳嗽气喘、心悸气短、头晕、失眠、癫狂、膝痛、下肢痿痹、脚气、水肿。

【临床应用】现多用于胃炎、胃或十二指肠溃疡、胰腺炎、肝炎、消化不良、肠炎、细菌性痢疾、阑尾炎、休克、神经性头痛、高血压、癫痫、神经衰弱、精神分裂症、动脉硬化、支气管哮喘、白细胞减少症、坐骨神经痛、下肢瘫痪、膝关节及其周围软组织疾患等。

【操作】拇指按揉、点按法，一指禅推法，滚法。

11. 丰隆　Fēnglóng（ST40）　络穴

【定位】在小腿前外侧，当外踝尖上8寸，条口外，距胫骨前缘二横指（中指）处。

【主治】咳嗽、痰多、哮喘、头痛、眩晕、癫狂、下肢痿痹。

【临床应用】现多用于神经衰弱、精神分裂症、高血压、耳源性眩晕、支气管炎、支气管哮喘、腓肠肌痉挛等。

【操作】拇指按揉、点按法，一指禅推法，滚法。

（四）足太阴脾经

足太阴脾经从足走腹，与足阳明胃经相表里（图 2-67）。

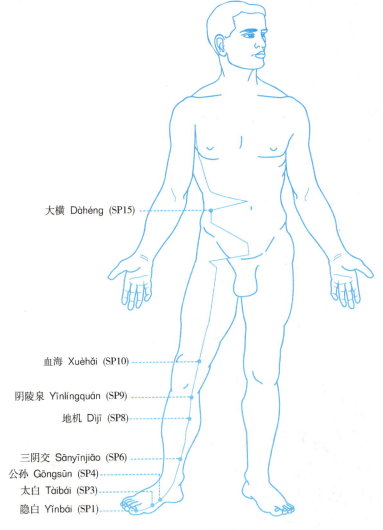

图 2-67 足太阴脾经

1. 隐白 Yǐnbái（SP1） 井穴

【定位】在足大趾末节内侧，距趾甲根角 0.1 寸。

【主治】月经过多、崩漏、尿血、便血、腹胀、癫狂、梦魇、多梦、惊风。

【临床应用】现多用于上消化道出血、功能性子宫出血、急性肠炎、精神分裂症、神经衰弱、休克等。

【操作】用于上消化道出血、功能性子宫出血时，多用灸法；用于精神分裂症、神经衰弱、休克时，多用拇指指尖掐法。

2. 太白 Tàibái（SP3） 输穴；原穴

【定位】在足大趾内侧，当第1跖骨小头后下方赤白肉际凹陷处。

【主治】胃痛、腹胀、腹痛、泄泻、痢疾、便秘、纳呆、体重节痛、脚气。

【临床应用】现多用于慢性胃炎、急性胃肠炎、神经性呕吐、消化不良、胃痉挛等。

【操作】拇指指间关节刮法、点按法。

3. 公孙 Gōngsūn（SP4） 络穴；八脉交会穴（通于冲脉）

【定位】在足内侧缘，当第1跖骨基底部的前下方。

【主治】胃痛、呕吐、腹胀、腹痛、泄泻、痢疾、心痛、胸闷。

【临床应用】现多用于食欲不振、消化不良、神经性呕吐、胃炎、肠炎、腹水等。

【操作】拇指指间关节刮法、点按法。

4. 三阴交 Sānyīnjiāo（SP6） 肝、脾、肾三经交会穴

【定位】在小腿内侧，当足内踝尖上3寸，胫骨内侧缘后方。

【主治】月经不调、崩漏、带下、阴挺、经闭、难产、产后血晕、恶露不尽、不孕、遗精、阳痿、阴茎痛、疝气、小便不利、遗尿、水肿、肠鸣腹胀、泄泻、便秘、失眠、眩晕、下肢痿痹、脚气。

【临床应用】现多用于神经性皮炎、湿疹、荨麻疹、高血压、肠炎、细菌性痢疾、功能性子宫出血、遗尿、性功能减退、神经衰弱、小儿舞

蹈症、下肢神经痛或瘫痪等。

常用配伍：配足三里，治肠鸣泄泻；配阴陵泉、中极、膀胱俞，治癃闭。

【操作】拇指按揉法、一指禅推法。

5. 地机　Dìjī（SP8）　郄穴

【定位】在小腿内侧，当内踝尖与阴陵泉的连线上，阴陵泉下3寸。

【主治】腹胀、腹痛、泄泻、水肿、小便不利、月经不调、痛经、遗精、腰痛、下肢痿痹。

【临床应用】现多用于胃痉挛、细菌性痢疾、功能性子宫出血、精液减少症等。

【操作】拇指按揉法、一指禅推法。

6. 阴陵泉　Yīnlíngquán（SP9）　合穴

【定位】在小腿内侧，当胫骨内侧髁后下方凹陷处。

【主治】腹胀、水肿、黄疸、泄泻、小便不利、小便失禁、阴茎痛、遗精、妇人阴痛、带下、膝痛。

【临床应用】现多用于肠炎、细菌性痢疾、腹膜炎、尿潴留、尿失禁、尿路感染、阴道炎、膝关节及其周围软组织疾患等。

【操作】拇指按揉法、一指禅推法。

7. 血海　Xuèhǎi（SP10）

【定位】患者屈膝，医者以左手掌心按于患者右膝髌骨上缘，第2至第5指向上伸直，拇指约呈45°斜置，当拇指尖下是穴。对侧取法仿此。

【主治】月经不调、经闭、崩漏、湿疹、瘾疹、丹毒。

【临床应用】现多用于功能性子宫出血、睾丸炎、荨麻疹、湿疹、皮肤瘙痒、神经性皮炎、贫血、下肢内侧及膝关节疼痛等。

【操作】拇指按揉法、一指禅推法、滚法。

8. 大横 Dàhéng（SP15）

【定位】在腹中部，距脐中4寸。

【主治】泄泻、便秘、腹痛。

【临床应用】现多用于肠炎、细菌性痢疾、习惯性便秘、肠麻痹、肠寄生虫病等。

【操作】拇指按揉、点按法，摩法，掌根按揉法。

（五）手少阴心经

手少阴心经从胸走手，与手太阳小肠经相表里（图2-68）。

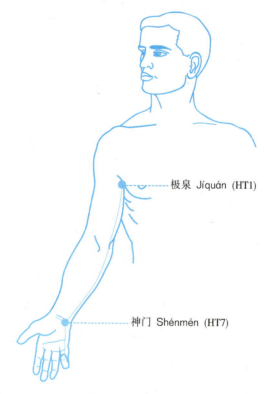

图2-68 手少阴心经

1. 极泉　Jíquán（HT1）

【定位】在腋窝顶点，腋动脉搏动处。

【主治】心痛、心悸、胸闷气短、胁肋疼痛、肩臂疼痛、上肢不遂、瘰疬。

【临床应用】现多用于肋间神经痛、颈淋巴结结核等。

【操作】拿法、拇指拨法、一指禅推法。

2. 神门　Shénmén（HT7）　　输穴；原穴

【定位】在腕部，腕掌侧横纹尺侧端，尺侧腕屈肌腱的桡侧凹陷处。

【主治】失眠、健忘、痴呆、癫狂痫、心痛、心烦、惊悸。

【临床应用】现多用于无脉症、神经衰弱、心绞痛、癔症、舌肌麻痹、产后失血、淋巴结炎、扁桃体炎等。

【操作】拇指按揉、点按法，一指禅推法，掐法。

（六）手太阳小肠经

手太阳小肠经从手走头，与手少阴心经相表里（图2-69）。

1. 少泽　Shàozé（SI1）　　井穴

【定位】在小指末节尺侧，距指甲根角0.1寸。

【主治】头痛、目翳、咽喉肿痛、耳聋、耳鸣、乳痈、乳汁少、昏迷、热病。

【临床应用】现多用于乳腺炎、乳汁分泌不足、神经性头痛、精神分裂症、中风昏迷等。

【操作】拇指指尖掐法。

2. 后溪　Hòuxī（SI3）　　输穴；八脉交会穴（通于督脉）

【定位】在手掌尺侧，微握拳，当第5掌指关节后掌横纹头赤白肉际处。

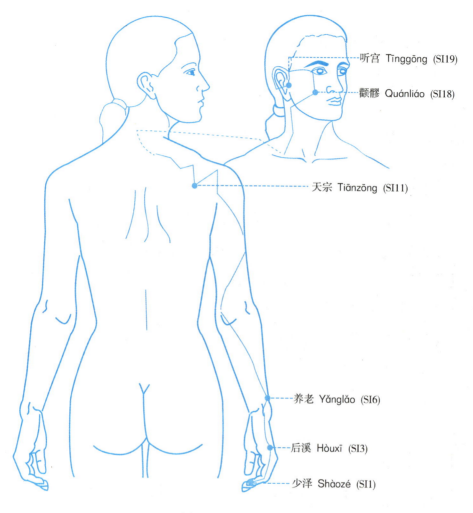

图 2-69　手太阳小肠经

【主治】头项强痛、腰背痛、目赤、耳聋、咽喉肿痛、癫狂痫、盗汗、疟疾、手指及肘臂挛急。

【临床应用】现多用于角膜炎、角膜白斑、扁桃体炎、落枕、急性腰扭伤、精神分裂症、癔症等。

【操作】拇指按揉、点按法，掐法。

3. 养老 Yǎnglǎo（SI6） 郄穴

【定位】在前臂背面尺侧,当尺骨小头近端桡侧凹陷中。

【主治】目视不明,头痛,面痛,肩、背、肘、臂酸痛,急性腰痛,项强。

【临床应用】现多用于急性腰扭伤、落枕、眼球充血、视力减退、半身不遂等。

【操作】拇指按揉法、一指禅推法。

4. 天宗 Tiānzōng（SI11）

【定位】在肩胛部,当冈下窝中央凹陷处,与第4胸椎相平。

【主治】肩胛疼痛、乳痈、气喘。

【临床应用】现多用于肩周炎、肩背软组织损伤、哮喘等。

【操作】拇指或肘尖按揉、点按法,一指禅推法,滚法。

5. 颧髎 Quánliáo（SI18）

【定位】在面部,当目外眦直下,颧骨下缘凹陷处。

【主治】口㖞、眼睑瞤动、齿痛、面痛、颊肿。

【临床应用】现多用于面神经麻痹、面肌痉挛等。

【操作】食指或中指揉法、一指禅推法。

6. 听宫 Tīnggōng（SI19）

【定位】在面部,耳屏前,下颌骨髁状突的后方,张口时呈凹陷处。

【主治】耳鸣、耳聋、聤耳、齿痛、癫狂痫。

【临床应用】现多用于聋哑、中耳炎、下颌关节功能紊乱、声音嘶哑等。

【操作】食指或中指揉法。

(七) 足太阳膀胱经

足太阳膀胱经从头走足,与足少阴肾经相表里(图2-70)。

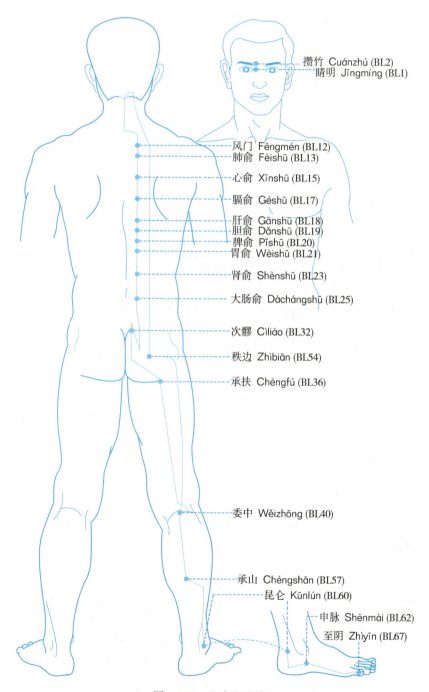

图 2-70 足太阳膀胱经

1. 睛明 Jīngmíng（BL1）

【定位】在面部，目内眦角稍上方凹陷处。

【主治】近视、目视不明、目赤肿痛、迎风流泪、夜盲、色盲、目翳、急性腰痛。

【临床应用】现多用于散光、视神经炎、视神经萎缩、视网膜炎、视网膜出血、翼状胬肉、早期轻度白内障等。

【操作】食指或中指按揉、点按法。

2. 攒竹 Cuánzhú（BL2）

【定位】在面部，当眉头凹陷中，眶上切迹处。

【主治】头痛、眉棱骨痛、目视不明、目赤肿痛、眼睑瞤动、眼睑下垂、迎风流泪、面瘫、面痛、腰痛。

【临床应用】现多用于视力减退、急性结膜炎、视网膜出血、视神经萎缩、角膜白斑、面肌痉挛等。

【操作】食指或中指按揉法。

3. 风门 Fēngmén（BL12）

【定位】在背部，当第2胸椎棘突下，旁开1.5寸。

【主治】伤风、咳嗽、发热、头痛、项强、胸背痛。

【临床应用】现多用于感冒、支气管炎、肺炎、百日咳、荨麻疹等。

【操作】拇指按揉法、拨法、一指禅推法、擦法。

4. 肺俞 Fèishū（BL13） 肺之背俞穴

【定位】在背部，当第3胸椎棘突下，旁开1.5寸。

【主治】咳嗽、气喘、咯血、鼻塞、骨蒸潮热、盗汗、皮肤瘙痒、瘾疹。

【临床应用】现多用于皮肤瘙痒、荨麻疹、肺结核、肺炎等。

【操作】拇指按揉法、拨法、一指禅推法、擦法。

5. 心俞 Xīnshū（BL15）　　心之背俞穴

【定位】在背部，当第5胸椎棘突下，旁开1.5寸。

【主治】心痛、心悸、心烦、失眠、健忘、梦遗、癫狂痫、咳嗽、吐血、盗汗。

【临床应用】现多用于冠心病、心绞痛、风湿性心脏病、神经衰弱、肋间神经痛、精神分裂症、癔症等。

【操作】拇指按揉法、拨法、一指禅推法、擦法。

6. 膈俞 Géshū（BL17）　　八会穴之血会

【定位】在背部，当第7胸椎棘突下，旁开1.5寸。

【主治】胃脘痛、呕吐、呃逆、饮食不下、便血、咳嗽、气喘、吐血、潮热、盗汗、瘾疹。

【临床应用】现多用于贫血、慢性出血性疾病、膈肌痉挛、胃炎、肠炎、荨麻疹、小儿营养不良等。

【操作】拇指按揉法、拨法、一指禅推法、擦法。

7. 肝俞 Gānshū（BL18）　　肝之背俞穴

【定位】在背部，当第9胸椎棘突下，旁开1.5寸。

【主治】黄疸、胁痛、脊背痛、目赤、目视不明、夜盲、吐血、衄血、眩晕、癫狂痫。

【临床应用】现多用于肝炎、胆囊炎、视网膜出血、胃炎、胃痉挛、肋间神经痛、神经衰弱、精神病、月经不调等。

【操作】拇指按揉法、拨法、一指禅推法、擦法。

8. 胆俞 Dǎnshū（BL19）　　胆之背俞穴

【定位】在背部，当第10胸椎棘突下，旁开1.5寸。

【主治】黄疸、口苦、呕吐、食不化、胁痛、肺痨、潮热。

【临床应用】现多用于胆囊炎、胆道蛔虫病、肝炎、胃炎、腋窝淋巴结炎、肋间神经痛等。

【操作】拇指按揉法、拨法、一指禅推法、滚法。

9. 脾俞　Pǐshū（BL20）　　脾之背俞穴

【定位】在背部，当第11胸椎棘突下，旁开1.5寸。

【主治】腹胀、呕吐、泄泻、痢疾、便血、纳呆、食不化、水肿、黄疸、背痛。

【临床应用】现多用于胃溃疡、胃炎、胃下垂、神经性呕吐、肝炎、贫血、慢性出血性疾病、糖尿病等。

【操作】拇指按揉法、拨法、一指禅推法、滚法。

10. 胃俞　Wèishū（BL21）　　胃之背俞穴

【定位】在背部，当第12胸椎棘突下，旁开1.5寸。

【主治】胃脘痛、呕吐、腹胀、肠鸣、胸胁痛。

【临床应用】现多用于胃下垂、胃痉挛、胰腺炎、糖尿病等。

【操作】拇指按揉法、拨法、一指禅推法、滚法。

11. 肾俞　Shènshū（BL23）　　肾之背俞穴

【定位】在腰部，当第2腰椎棘突下，旁开1.5寸。

【主治】遗精、阳痿、月经不调、带下、遗尿、小便不利、水肿、耳鸣、耳聋、气喘、腰痛。

【临床应用】现多用于肾炎、尿路感染、半身不遂等。

【操作】拇指按揉法、拨法、肘尖点按法、一指禅推法、滚法。

12. 大肠俞　Dàchángshū（BL25）　　大肠之背俞穴

【定位】在腰部，当第4腰椎棘突下，旁开1.5寸。

【主治】腰痛、腹胀、泄泻、便秘、痢疾、痔疾。

【临床应用】现多用于骶髂关节炎、坐骨神经痛、阑尾炎、肠出血、脚气等。

【操作】拇指按揉法、拨法、肘尖点按法、一指禅推法、滚法。

13. 次髎　Cìliáo（BL32）

【定位】在骶部，当髂后上棘内下方，适对第2骶后孔处。

【主治】月经不调、痛经、带下、小便不利、遗尿、遗精、阳痿、腰痛、下肢痿痹。

【临床应用】现多用于尿潴留、睾丸炎、卵巢炎、盆腔炎、子宫内膜炎等。

【操作】拇指按揉法、一指禅推法、滚法。

14. 承扶　Chéngfú（BL36）

【定位】在大腿后面，臀下横纹的中点。

【主治】腰腿痛、下肢痿痹、痔疾。

【临床应用】现多用于坐骨神经痛、脊髓灰质炎后遗症、尿潴留等。

【操作】拇指按揉法、肘尖点按法、一指禅推法、滚法。

15. 委中　Wěizhōng（BL40）　　合穴；膀胱之下合穴

【定位】在腘横纹中点，当股二头肌腱与半腱肌腱的中间。

【主治】腰痛、下肢痿痹、腹痛、吐泻、小便不利、遗尿、丹毒、瘾疹、皮肤瘙痒、疔疮。

【临床应用】现多用于坐骨神经痛、中风后遗症、肠炎、痔疮、湿疹等。

【操作】拇指按揉法、拨法、一指禅推法、滚法。

16. 秩边　Zhìbiān（BL54）

【定位】在臀部，平第4骶后孔，骶正中嵴旁开3寸。

【主治】腰腿痛、下肢痿痹、痔疾、便秘、小便不利、阴痛。

【临床应用】现多用于膀胱炎、睾丸炎、坐骨神经痛等。

【操作】拇指按揉法、肘尖点按法、一指禅推法、滚法。

17. 承山 Chéngshān（BL57）

【定位】在小腿后面正中，委中与昆仑之间，当伸直小腿或足跟上提时腓肠肌两肌腹下出现的尖角凹陷处。

【主治】痔疾、便秘、腰腿拘急疼痛、脚气。

【临床应用】现多用于腓肠肌痉挛、坐骨神经痛、下肢瘫痪等。

【操作】拇指按揉法、拿法、擦法。

18. 昆仑 Kūnlún（BL60） 经穴

【定位】在足部外踝后方，当外踝尖与跟腱之间的凹陷处。

【主治】头痛、项强、目眩、鼻衄、腰痛、足跟肿痛、难产、癫痫。

【临床应用】现多用于坐骨神经痛、下肢瘫痪、高血压、内耳性眩晕等。

【操作】拇指指间关节刮法、拇指按揉法。

19. 申脉 ShēnMài（BL62） 八脉交会穴（通阳跷脉）

【定位】在足外侧，外踝直下方凹陷中。

【主治】头痛、眩晕、失眠、嗜卧、癫狂痫、目赤痛、眼睑下垂、腰腿痛、项强、足外翻。

【临床应用】现多用于坐骨神经痛、内耳性眩晕、精神分裂症等。

【操作】拇指指间关节刮法、拇指按揉法。

20. 至阴 Zhìyīn（BL67） 井穴

【定位】在足小趾末节外侧，距趾甲根角0.1寸。

【主治】胎位不正、难产、胞衣不下、头痛、目痛、鼻塞、鼻衄。

【临床应用】现多用于胎位不正、神经性头痛、偏瘫等。

【操作】胎位不正用灸法。

（八）足少阴肾经

足少阴肾经从足走腹，与足太阳膀胱经相表里（图2-71）。

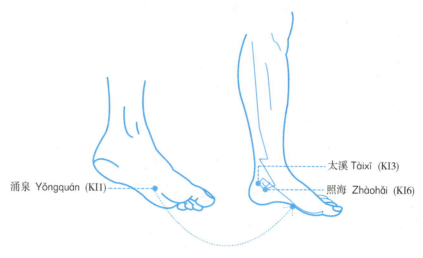

图2-71 足少阴肾经

1. 涌泉 Yǒngquán（KI1） 井穴

【定位】在足底部，卷足时足前部凹陷处，约当第2、3趾趾缝纹头端与足跟连线的前1/3与后2/3交点上。

【主治】顶心头痛、眩晕、昏厥、癫狂、小儿惊风、失眠、便秘、小便不利、咽喉肿痛、舌干、失音、足心热。

【临床应用】现多用于神经衰弱、三叉神经痛、扁桃体炎、高血压、精神分裂症、癔症、中暑、休克等。

【操作】拇指指尖关节刮法、点按法。

2. 太溪 Tàixī（KI3） 输穴；原穴

【定位】在足内侧，内踝后方，当内踝尖与跟腱之间的凹陷处。

【主治】月经不调、遗精、阳痿、小便频数、消渴、泄泻、腰痛、头痛、目眩、耳聋、耳鸣、咽喉肿痛、齿痛、失眠、咳喘、咯血。

【临床应用】现多用于支气管哮喘、肾炎、膀胱炎、慢性喉炎、神经衰弱、贫血、下肢瘫痪等。

【操作】拇指指间关节刮法、拇指按揉法。

3. 照海 Zhàohǎi（KI6） 八脉交会穴（通阴跷脉）

【定位】在足内侧，内踝尖下方凹陷处。

【主治】月经不调、痛经、带下、阴挺、阴痒、小便频数、癃闭、咽喉干痛、目赤肿痛、痈肿、失眠。

【临床应用】现多用于慢性咽喉炎、扁桃体炎、子宫脱垂、便秘、神经衰弱、癔症、癫痫等。

【操作】拇指指间关节刮法、拇指按揉法。

（九）手厥阴心包经

1. 曲泽 Qǔzé（PC3） 合穴

手厥阴心包经从胸走手，与手少阳三焦经相表里（图2-72）。

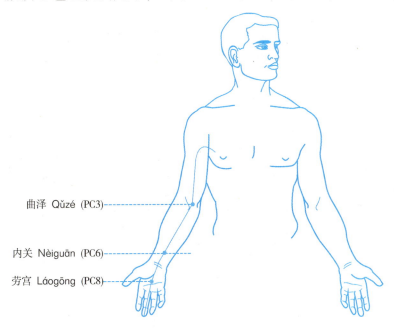

图 2-72 手厥阴心包经

【定位】在肘横纹中，当肱二头肌腱的尺侧缘。

【主治】心痛、心悸、热病、中暑、胃痛、呕吐、泄泻、肘臂疼痛。

【临床应用】现多用于风湿性心脏病、小儿舞蹈症、急性胃肠炎、支气管炎、中暑等。

【操作】拇指点按法。治疗热病、中暑等可用刮痧法，治疗前臂痉挛可用擦法。

2. 内关 Nèiguān（PC6） 络穴；八脉交会穴（通阴维脉）

【定位】在前臂掌侧，当曲泽与大陵的连线上，腕横纹上2寸，掌长肌腱与桡侧腕屈肌腱之间。

【主治】心痛、心悸、胸闷、眩晕、癫痫、失眠、偏头痛、胃痛、呕吐、呃逆、肘臂挛痛。

【临床应用】现多用于风湿性心脏病、心肌炎、心绞痛、心动过速、心律不齐、胃炎、膈肌痉挛、急性胆囊炎、癔症、癫痫、甲状腺功能亢进、血管性头痛、血栓闭塞性脉管炎、疟疾等。

【操作】拇指按揉法、一指禅推法。

3. 劳宫 Láogōng（PC8） 荥穴

【定位】握拳屈指，中指尖下是穴。

【主治】口疮、口臭、鼻衄、癫狂痫、中风昏迷、中暑。

【临床应用】现多用于心绞痛、口腔炎、小儿惊厥、癔症、精神分裂症、手掌多汗症、手指麻木、高血压等。

【操作】拇指按揉、点按法，拇指指尖关节刮法。

（十）手少阳三焦经

手少阳三焦经从手走头，与手厥阴心包经相表里（图2-73）。

1. 外关　Wàiguān（SJ5）
络穴；八脉交会穴（通阳维脉）

【定位】在前臂背侧，当阳池与肘尖的连线上，腕背横纹上2寸，尺骨与桡骨之间。

【主治】热病、头痛、目赤肿痛、耳鸣、耳聋。

【临床应用】现用治热病、头痛、腮腺炎、耳鸣、耳聋、高血压、牙痛、落枕、偏瘫、上肢痛等。

【操作】拇指按揉法、一指禅推法。

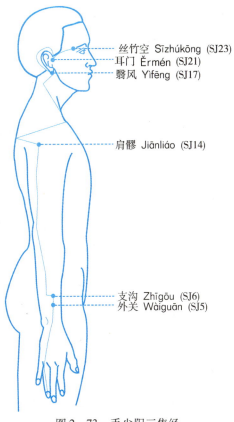

图2-73　手少阳三焦经

2. 支沟　Zhīgōu（SJ6）　经穴

【定位】在前臂背侧，当阳池与肘尖的连线上，腕背横纹上3寸，尺骨与桡骨之间。

【主治】便秘、热病、胁肋痛、落枕、耳鸣、耳聋。

【临床应用】现用治习惯性便秘、肋间神经痛、肩背痛、胸膜炎、乳汁分泌不足、急性胆囊炎、上肢瘫痪等。

【操作】拇指按揉法、一指禅推法。

3. 肩髎　Jiānliáo（SJ14）

【定位】在肩部，肩髃后方，当臂外展时，于肩峰后下方呈现凹陷处。

【主治】肩臂挛痛不遂。

【临床应用】现用治肩周炎、半身不遂、胸膜炎、肋间神经痛等。

【操作】一指禅推法、拇指按揉法、滚法。

4. 翳风　Yìfēng（SJ17）

【定位】在耳垂后方，当乳突与下颌角之间的凹陷处。

【主治】耳鸣、耳聋、聤耳、口歪、牙关紧闭、齿痛、呃逆、瘰疬、颊肿。

【临床应用】现用治聋哑、腮腺炎、下颌关节炎、眼疾、牙痛、面神经麻痹等。

【操作】拇指、食指、中指按揉法。

5. 耳门　Ěrmén（SJ21）

【定位】在面部，当耳屏上切迹的前方，下颌骨髁状突后缘，张口有凹陷处。

【主治】耳鸣、耳聋、聤耳、齿痛。

【临床应用】现用治聋哑、中耳炎、下牙痛、下颌关节炎、口周肌肉痉挛等。

【操作】食指或中指揉法。

6. 丝竹空　Sīzhúkōng（SJ23）

【定位】在面部，当眉梢凹陷处。

【主治】目赤肿痛、眼睑瞤动、目眩、头痛、癫狂痫。

【临床应用】现用治头痛、眩晕、眼结膜炎、电光性眼炎、视神经萎缩、角膜白斑、面神经麻痹、小儿惊风等。

【操作】拇指或食指、中指揉法。

(十一) 足少阳胆经

足少阳胆经从头走足，与足厥阴肝经相表里（图2-74）。

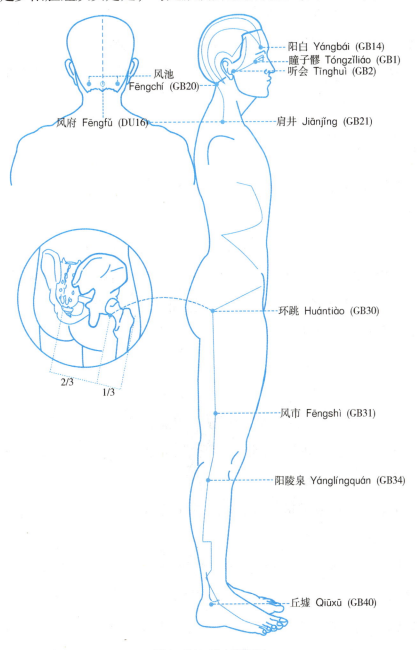

图2-74 足少阳胆经

1. 瞳子髎　Tóngzǐliáo（GB1）

【定位】在面部，目外眦旁，当眶外侧缘处。

【主治】目赤肿痛、目翳、青盲、口㖞、头痛。

【临床应用】现多用于头痛、角膜炎、视网膜出血、屈光不正、青少年近视、夜盲、视神经萎缩、三叉神经痛、牙龈痛、面神经痉挛或麻痹等。

【操作】拇指或食指、中指按揉法。

2. 听会　Tīnghuì（GB2）

【定位】在面部，当耳屏间切迹的前方，下颌骨髁状突的后缘，张口有凹陷处。

【主治】耳鸣、耳聋、聤耳、齿痛、口㖞、面痛。

【临床应用】现多用于神经性耳鸣、耳聋、中耳炎、聋哑、牙痛、面神经麻痹、下颌关节脱臼疼痛、咀嚼肌痉挛、半身不遂等。

【操作】食指或中指揉法。

3. 阳白　Yángbái（GB14）

【定位】在前额部，当瞳孔直上，眉上1寸。

【主治】头痛、眩晕、视物模糊、目痛、眼睑下垂、面瘫。

【临床应用】面神经麻痹或痉挛、眶上神经痛、近视、夜盲、眼睑下垂、呕吐等。

【操作】食指或中指揉法、一指禅偏锋推法。

4. 风池　Fēngchí（GB20）

【定位】在项部，当枕骨之下，与风府相平，胸锁乳突肌与斜方肌上端之间的凹陷处。

【主治】头痛、眩晕、失眠、癫痫、中风、目赤肿痛、视物不明、鼻塞、鼻衄、鼻渊、耳鸣、咽喉肿痛、感冒、热病、颈项强痛。

【临床应用】现多用于感冒、全头痛、脑炎、脑膜炎、中暑、癔症、高血压、脑动脉硬化、眼疾、甲状腺肿大、癫痫、神经衰弱、脑性瘫痪等。

【操作】拿法、拇指揉法、一指禅推法、滚法、拇指点按法。

5. 肩井　Jiānjǐng（GB21）

【定位】在肩上，前直对乳中，当大椎与肩峰端连线的中点上。

【主治】头痛、眩晕、颈项强痛、肩背疼痛、上肢不遂、瘰疬、乳痈、乳汁少、难产、胞衣不下。

【临床应用】现多用于高血压、脑卒中、神经衰弱、半身不遂、落枕、乳腺炎、功能性子宫出血、颈椎病、肩周炎、难产、脊髓灰质炎后遗症等。

【操作】拿法、拇指或肘尖点按法、拇指揉法、滚法。

6. 环跳　Huántiào（GB30）

【定位】在股外侧部，侧卧屈股，当股骨大转子最凸点与骶管裂孔连线的外1/3与中1/3交点处。

【主治】下肢痿痹、半身不遂、腰腿痛。

【临床应用】现多用于坐骨神经痛、下肢麻痹、半身不遂、腰腿痛、神经性皮炎、荨麻疹、牛皮癣等。

【操作】拇指点按、按揉法，肘尖点按、按揉法，滚法。

7. 风市　Fēngshì（GB31）

【定位】在大腿外侧部的中线上，当腘横纹上7寸。或直立垂手时，中指尖处。

【主治】下肢痿痹、遍身瘙痒、脚气。

【临床应用】现多用于下肢瘫痪、坐骨神经痛、腰腿痛、股外侧皮神经炎、脊髓灰质炎、荨麻疹等。

【操作】拨法，拇指点按、按揉法，肘尖点按、按揉法，滚法。

8. 阳陵泉　Yánglíngquán（GB34）　　合穴；胆之下合穴；八会穴之筋会

【定位】在小腿外侧，当腓骨小头前下方凹陷处。

【主治】黄疸、口苦、呕吐、胁肋疼痛、下肢痿痹、膝髌肿痛、脚气、肩痛、小儿惊风。

【临床应用】现多用于半身不遂、坐骨神经痛、肝炎、胆囊炎、胆道蛔虫病、高血压、肋间神经痛、肩周炎、膝关节炎、下肢麻木、脚气、脉管炎、习惯性便秘等。

【操作】拇指按揉、点按法，一指禅推法。

9. 丘墟　Qiūxū（GB40）　　原穴

【定位】在外踝的前下方，当趾长伸肌腱的外侧凹陷处。

【主治】胸胁胀痛、下肢痿痹、外踝肿痛、脚气、疟疾。

【临床应用】现多用于胸胁痛、胸膜炎、呼吸困难、胆囊炎、腋下淋巴结结核、疝气、角膜炎、角膜白斑、坐骨神经痛、踝关节扭伤、踝关节及其周围软组织疾病、腓肠肌痉挛等。

【操作】拇指指间关节刮法、拇指按揉法。

（十二）足厥阴肝经

足厥阴肝经从足走腹，与足少阳胆经相表里（表2-75）。

1. 太冲　Tàichōng（LR3）　　输穴；原穴

【定位】在足背侧，当第1跖骨间隙的后方凹陷处。

【主治】头痛、眩晕、目赤肿痛、口㖞、青盲、咽痛、耳鸣、耳聋、月经不调、崩漏、疝气、遗尿、癫痫、小儿惊风、中风、胁痛、郁闷、急躁易怒、下肢痿痹。

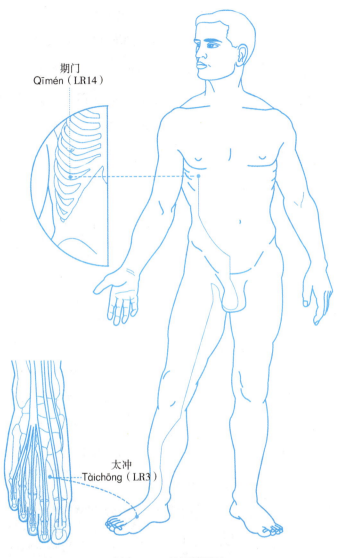

图 2-75 足厥阴肝经

【临床应用】现用治高血压、头痛头晕、疝气、失眠、肝炎、乳腺炎、月经不调、功能性子宫出血、子宫收缩不全、血小板减少症、颈淋巴结结核、肠炎、尿路感染、肋间神经痛、下肢疼痛及各种原因所致的昏迷等。

【操作】拇指推法、按揉法，拇指指间关节刮法。

2. 期门　Qīmén（LR14）　肝之募穴

【定位】在胸部，当乳头直下，第6肋间隙。

【主治】胸胁胀痛、腹胀、呃逆、吞酸、乳痈、郁闷。

【临床应用】现用治肋间神经痛、肝炎、肝肿大、胆囊炎、胸膜炎、腹膜炎、心肌炎、胃肠神经官能症、肾炎、高血压等。

【操作】拇指按揉法。

（十三）任脉

任脉起于小腹内，下出会阴部，向前上行于阴毛部，在腹内沿前正中线上行，经关元等穴至咽喉部，再上行环绕口唇，经过面部，进入目眶下，联系于目（图2-76）。

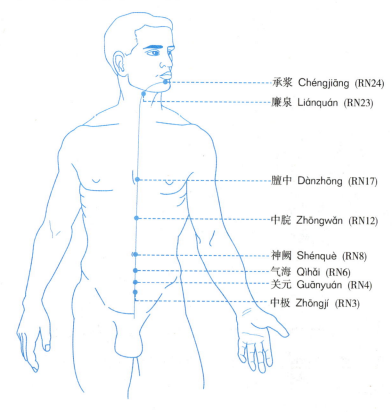

图2-76　任脉

1. 中极　Zhōngjí（RN3）　膀胱之募穴

【定位】在下腹部，前正中线上，当脐中下4寸。

【主治】癃闭、遗尿、尿频、月经不调、带下、痛经、崩漏、阴挺、遗精、阳痿、疝气。

【临床应用】现多用于肾炎、尿潴留、泌尿系感染、月经不调、白带过多、不孕、盆腔炎、痛经、遗尿、阳痿、遗精、早泄等。

【操作】掌揉法、振颤法、掌按法。

【注意】孕妇慎用。

2. 关元　Guānyuán（RN4）　小肠之募穴

【定位】在下腹部，前正中线上，当脐中下3寸。

【主治】虚劳羸瘦、中风脱证、眩晕、阳痿、遗精、月经不调、痛经、闭经、崩漏、带下、不孕、遗尿、小便频数、癃闭、疝气、腹痛、泄泻。

【临床应用】为泌尿、生殖系统疾病及虚损诸病的主要用穴。现多用于肠炎、痢疾、尿路感染、肾炎、蛋白尿、盆腔炎、功能性子宫出血、子宫脱垂、不孕症、高血压、神经衰弱、小儿消化不良、中风、瘫痪、水肿及全身衰弱等。

【操作】掌揉法、振颤法、掌按法。补虚多用灸法。

【注意】孕妇慎用。

3. 气海　Qìhǎi（RN6）　肓之原穴

【定位】在下腹部，前正中线上，当脐中下1.5寸。

【主治】腹痛、泄泻、便秘、遗尿、阳痿、遗精、闭经、痛经、崩漏、带下、阴挺、疝气、中风脱证、虚劳羸瘦。

【临床应用】现多用于虚脱、高血压、神经衰弱、疝气、慢性阑尾炎、慢性腹膜炎、肠炎、肠麻痹、月经不调、痛经、功能性子宫出血、尿潴留、全身衰弱等。

【操作】掌揉法、振颤法、掌按法。补虚多用灸法。

【注意】孕妇慎用。

4. 神阙　Shénquè（RN8）

【定位】在腹中部，脐中央。

【主治】腹痛、久泻、脱肛、痢疾、水肿、虚脱。

【临床应用】现多用于晕厥、虚脱、肠炎、慢性痢疾、肠粘连、肠结核、休克、脑出血、水肿、脱肛等。

【操作】掌揉法、振颤法、掌按法。

5. 中脘　Zhōngwǎn（RN12）　胃之募穴；八会穴之腑会

【定位】脐上4寸，位于剑突与脐连线的中点处。

【主治】腹胀、腹痛、呕吐、食不化、泄泻、咳喘痰多、癫痫、失眠。

【临床应用】现多用于胃炎、胃溃疡、胃下垂、胃痉挛、肠炎、痢疾、膈肌痉挛、消化不良、神经衰弱、高血压、精神病、便秘等。

【操作】掌揉法、拇指点按法、振颤法、掌按法。

6. 膻中　Dànzhōng（RN17）　心包之募穴；八会穴之气会

【定位】在胸部，当前正中线上，平第4肋间隙，两乳头连线的中点。

【主治】胸闷、痰鸣、喘咳、乳汁少、乳痈、呃逆、呕吐。

【临床应用】宽胸理气，止咳化痰。用于支气管炎、支气管哮喘、肺炎、心绞痛、肋间神经痛、食管炎、乳腺炎、乳汁过少、小儿吐乳等。

【操作】拇指按揉法、一指禅推法。

7. 廉泉　Liánquán（RN23）

【定位】在颈部，当前正中线上，喉结上方，舌骨上缘凹陷处。

【主治】舌强不语、舌下肿痛、舌纵涎出、舌本挛急、暴暗、吞咽困难、口舌生疮、咽喉肿痛。

【临床应用】现多用于聋哑、舌下肿痛、舌下麻痹、咽炎、扁桃体炎、支气管炎等。

【操作】拇指按揉法。

8. 承浆 Chéngjiāng（RN24）

【定位】在面部，当颏唇沟的正中凹陷处。

【主治】口㖞、唇紧、齿龈肿痛、流涎、暴喑、口舌生疮、面痛、消渴、癫痫。

【临床应用】现多用于面神经麻痹、牙龈肿痛、失语、糖尿病等。

【操作】拇指或食指、中指按揉法，一指禅偏锋推法。

（十四）督脉

督脉起于小腹部，下出于会阴部，向后、向上行于脊柱的内部，上达项后风府，进入脑内，上行颠顶，沿前额下行鼻柱，止于上唇内龈交穴（图2-77）。

1. 腰阳关 Yāoyángguān（DU3）

【定位】在腰部，当后正中线上，第4腰椎棘突下凹陷中。

【主治】腰骶疼痛、下肢痿痹、月经不调、带下、遗精、阳痿。

【临床应用】现多用于下肢瘫痪、腰骶部疼痛、月经不调、遗精、阳痿、慢性肠炎、坐骨神经痛等。

【操作】拇指按揉法、肘尖点按法、一指禅推法、㨰法。

2. 命门 Mìngmén（DU4）

【定位】在腰部，当后正中线上，第2腰椎棘突下凹陷中。

【主治】腰痛、下肢痿痹、遗精、阳痿、早泄、月经不调、赤白带下、遗尿、尿频、泄泻。

【临床应用】现多用于腰扭伤、遗尿、白带、子宫内膜炎、盆腔炎、脊柱炎、肾炎、坐骨神经痛、下肢瘫痪、小儿脑膜炎、破伤风、疝气、痔疮、耳鸣、失眠等。

【操作】拇指按揉法、肘尖点按法、一指禅推法、擦法。

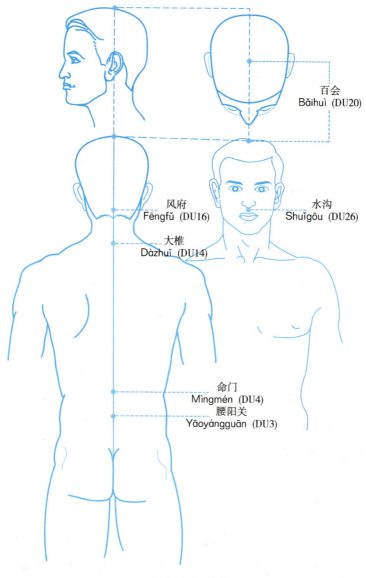

图 2-77 督脉

3. 大椎　Dàzhuī（DU14）

【定位】在后正中线上，第7颈椎与第1胸椎棘突之间。

【主治】热病、疟疾、骨蒸盗汗、咳嗽、气喘、癫痫、小儿惊风、感冒、畏寒、风疹、头项强痛。

【临床应用】现多用于发热、中暑、疟疾、感冒、肺结核、支气管炎、哮喘、肺气肿、衄血、精神分裂症、癫狂、痫病、小儿惊风、呕吐、黄疸、牙龈炎、小儿消化不良、老年初期白内障、疔疮、肝炎、血液病、湿疹、瘫痪、尿毒症等。

【操作】拇指按揉法、一指禅推法、拨法。

4. 风府　Fēngfǔ（DU16）

【定位】在项部，当后发际正中直上1寸，枕外隆凸直下，两侧斜方肌之间凹陷处。

【主治】头痛、眩晕、项强、中风不语、半身不遂、癫狂痫、目痛、鼻衄、咽喉肿痛。

【临床应用】现多用于癫痫、高血压脑病、脑卒中及其后遗症、精神分裂症、癔症、聋哑、神经性头痛、眩晕、消化不良、颈椎病、腰背风湿痛、流感、热病、黄疸等。配腰俞，治足不仁。

【操作】拇指按揉法、一指禅推法、拨法。

5. 百会　Bǎihuì（DU20）

【定位】在头部，当前发际正中直上5寸，或两耳尖连线中点处。

【主治】头痛、眩晕、中风失语、癫狂痫、失眠、健忘、脱肛、阴挺、久泻。

【临床应用】现多用于神经性头痛、眩晕、高血压、脑卒中、休克、神经衰弱、脱肛、子宫脱垂、痔疮、久泻、久痢、遗尿、声音嘶哑、耳鸣、咽喉肿痛、子痫、产后破伤风等。

【操作】拇指揉法、一指禅推法。

6. 水沟（人中） Shuǐgōu（DU26）

【定位】在面部，当人中沟的上1/3与中1/3交点处。

【主治】昏迷、晕厥、中风、癫狂痫、抽搐、口㖞、唇肿、齿痛、鼻塞、鼻衄、牙关紧闭、闪挫腰痛、脊膂强痛、消渴、黄疸、遍身水肿。

【临床应用】现多用于昏迷、癫狂、癔症、痫病、精神病、急惊风、休克、晕厥、急性腰扭伤、晕车、晕船、鼻病、口臭、面瘫、面肌痉挛、糖尿病等。

【操作】急救，用拇指指尖掐法；面部疾病，用拇指揉法。

二、常用经外奇穴

1. 四神聪 Sìshéncōng（EX-HN1）

【定位】百会穴前后左右各1寸，共4穴（图2-78）。

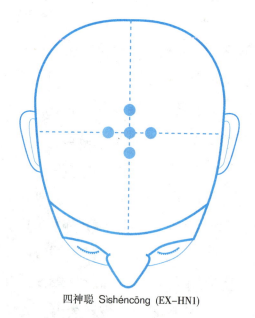

四神聪 Sìshéncōng (EX-HN1)

图2-78 四神聪

【主治】头痛、眩晕、失眠、健忘、癫痫等。

【操作】拇指揉法、一指禅推法。

2. 印堂 Yìntáng（EX-HN3）

【定位】在额部,当两眉头之中间（图2-79）。

【主治】头痛、眩晕、鼻渊、鼻衄、目赤肿痛等头面五官病症,小儿惊风,失眠。

【操作】拇指按揉法、拇指推法（开天门）。

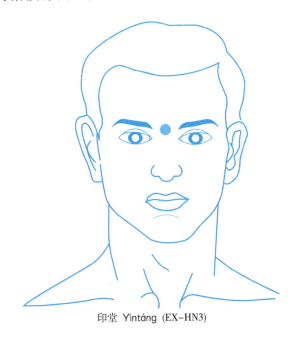

印堂 Yìntáng (EX-HN3)

图2-79 印堂

3. 太阳 Tàiyáng（EX-HN5）

【定位】眉梢与目外眦之间,向后约1横指的凹陷处（图2-80）。

【主治】头痛,目赤肿痛、暴发火眼、目翳等目疾,口眼㖞斜。

【操作】拇指按揉法、多指按揉法。

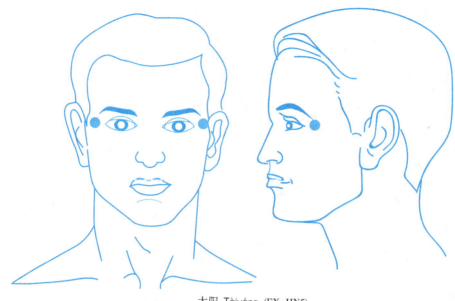

太阳 Tàiyáng (EX-HN5)

图 2-80 太阳

4. 子宫穴 Zǐgōngxué (EX-CA1)

【定位】脐下 4 寸,中极穴旁开 3 寸(图 2-81)。

【主治】阴挺、痛经、崩漏、不孕、月经不调等妇科病症。

【操作】掌揉法、掌按法。多用灸法。

【注意】孕妇慎用。

5. 定喘 Dìngchuǎn (EX-B1)

【定位】第 7 颈椎棘突下,旁开 0.5 寸(图 2-82)。

【主治】哮喘、咳嗽等肺部病

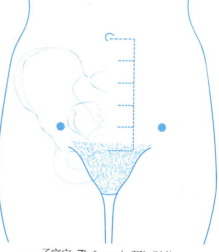

子宫穴 Zǐgōngxué (EX-CA1)

图 2-81 子宫穴

症，落枕，肩背痛。

【操作】拇指按揉法、拨法、一指禅推法、㨰法。

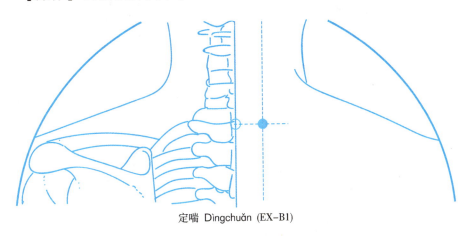

定喘 Dìngchuǎn (EX-B1)

图 2-82 定喘

6. 夹脊 Jiájǐ (EX-B2)

【定位】第1胸椎至第5腰椎棘突下旁开0.5寸，一侧17穴，左右共34穴（图2-83）。

【主治】上胸部穴位治疗心肺部及上肢病症，下胸部穴位治疗胃肠部病症，腰部穴位治疗腰腹及下肢病症。

【操作】拇指按揉法、拨法、一指禅推法、㨰法。

7. 腰眼 Yāoyǎn (EX-B7)

【定位】第4腰椎棘突下，旁开约3.5寸凹陷中（图2-84）。

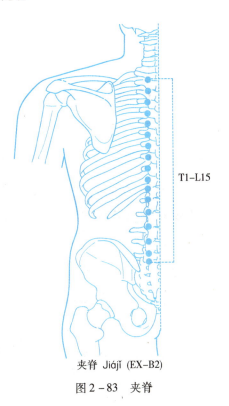

夹脊 Jiájǐ (EX-B2)

图 2-83 夹脊

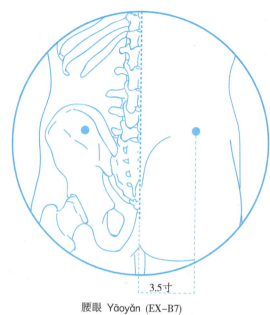

腰眼 Yāoyǎn (EX-B7)

图 2-84 腰眼

【主治】腰痛、月经不调、带下。

【操作】拇指点按、按揉法，肘尖点按、按揉法，擦法。

8. 外劳宫（落枕） Wàiláogōng (EX-UE8)

【定位】手背，当第 2、3 掌骨之间，掌指关节后 0.5 寸（图 2-85）。

【主治】落枕、手背红肿、手指麻木。

【操作】拇指按揉法。治疗颈部疾病时，边按揉边嘱患者活动颈部。

9. 腰痛点 Yāotòngdiǎn (EX-UE7)

【定位】手背，第 2、3 及第 4、5 掌骨之间，当腕横纹与掌指关节中点处，一手 2 穴，左右共 4 个穴位（图 2-86）。

【主治】急性腰扭伤。

【操作】拇指按揉法。边按揉边嘱患者活动腰部。

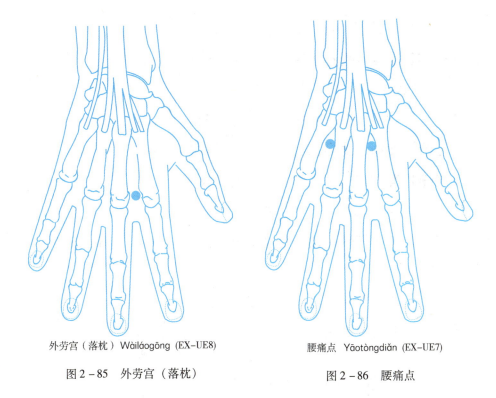

外劳宫（落枕）Wàiláogōng (EX-UE8)   腰痛点 Yāotòngdiǎn (EX-UE7)

图 2-85　外劳宫（落枕）　　　　图 2-86　腰痛点

10. 肩前　Jiānqián

【定位】正坐垂肩，当腋前皱襞顶端与肩髃穴连线的中点（图2-87）。

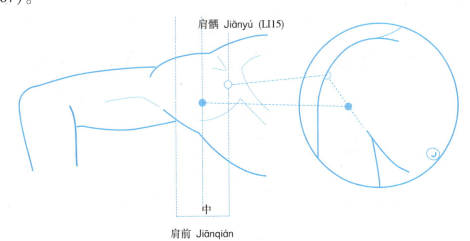

图 2-87　肩前

【主治】肩臂痛、臂不能举。

【操作】拿法、拇指拨法、一指禅推法。

11. 鹤顶　Hèdǐng（EX – LE2）

【定位】在膝上部，髌底中点的上方凹陷处（图 2 – 88）。

【主治】膝痛、腿足无力、鹤膝风、脚气。

【操作】拇指按揉法、拨法、一指禅推法。

12. 膝眼　Xīyǎn（EX – LE5）

【定位】在髌韧带两侧凹陷处，内侧的称内膝眼，外侧的称外膝眼（图 2 – 88）。

【主治】膝关节痛、鹤膝风、腿痛、脚气。

【操作】拇指按揉法、一指禅推法。

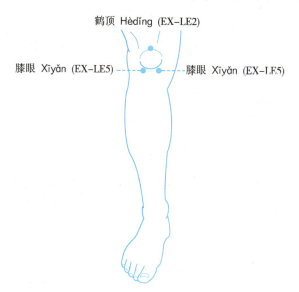

图 2 – 88　鹤顶、膝眼

13. 胆囊穴　Dǎnnángxué（EX – LE6）

【定位】腓骨小头前下方凹陷处（阳陵泉）直下2寸（图2-89）。

【主治】胆囊炎、胆石症、胆道蛔虫病、胆绞痛等胆道病症，下肢痿痹，胁痛。

【操作】拇指按揉法。

14. 阑尾穴　Lánwěixué（EX – LE7）

【定位】足三里穴直下2寸（图2-90）。

【主治】阑尾炎、消化不良、下肢痿痹。

【操作】拇指按揉法。

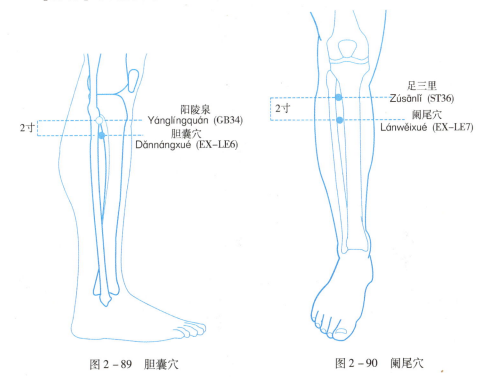

图2-89　胆囊穴　　　　　图2-90　阑尾穴

三、小儿推拿常用穴

小儿推拿用穴，除十四经穴和经外奇穴外，还有许多小儿特定的穴位，这些穴位有的呈点状，有的呈线状或面状。小儿推拿常用穴见图 2-91 至图 2-94。

1. **华佗夹脊** Huátuójiájǐ

【定位】颈夹脊位于颈椎棘突下旁开 0.3 寸处；胸、腰、骶夹脊位于所对应椎体棘突下旁开 0.5 寸处。

【主治】增强免疫力，预防疾病。

【操作】推法、捏脊法。

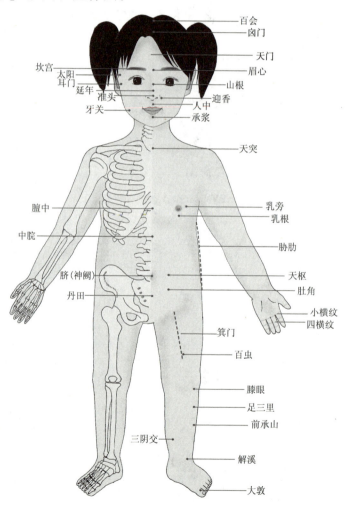

图 2-91　小儿穴位图（正面）

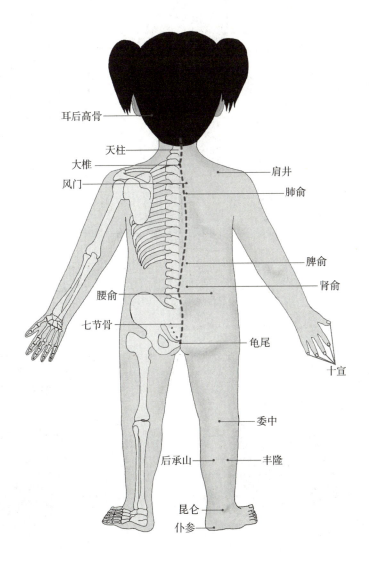

图 2-92 小儿穴位图（背面）

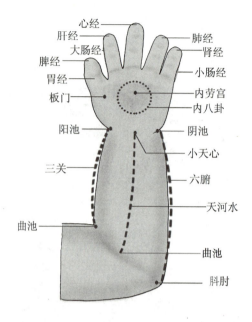

图 2-93 小儿穴位图（掌面）

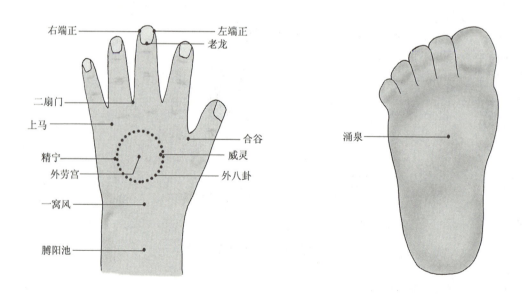

图 2-94 小儿穴位图（掌背与足底）

2. 囟门　Xìnmén

【定位】百会前骨陷中，前发际正中直上2寸。

【主治】小儿惊风、神昏、烦躁、鼻塞、衄血等。

【操作】推法。以两拇指自前发际向该穴轮换推揉。

【注意】囟门未闭时，仅推至边缘，不可用力按压。

3. 坎宫　Kǎngōng

【定位】自眉头起沿眉梢呈一横线。

【主治】外感发热、小儿惊风、头痛、目赤肿痛。

【操作】推法。以两拇指自眉心向眉梢分推。

4. 山根　Shāngēn

【定位】位于两目内眦之间。

【主治】抽搐、小儿惊风。

【操作】以拇指甲提捏（掐）。

5. 耳后高骨　Ěrhòugāogǔ

【定位】耳后入发际高骨下凹陷中。

【主治】头痛、烦躁、小儿惊风。

【操作】按揉法。

6. 颈骨　Jǐnggǔ

【定位】后发际正中至大椎穴呈一直线。

【主治】项强、恶心、呕吐、发热等。

【操作】推（刮）法。以拇指（刮痧板）自上向下直推（刮），称推（刮）天柱。

7. 天突　Tiāntū

【定位】在颈部，当前正中线上胸骨上窝中央。

【主治】咽喉肿痛、咳嗽、噎膈、胸中气逆等。

【操作】按揉法、拿捏法。

8. 乳旁　Rǔpáng

【定位】乳外侧旁开0.2寸。

【主治】胸闷、恶心呕吐、咳嗽等。

【操作】以食指及中指点揉。

9. 胁肋　Xiélèi

【定位】从腋下两胁至双侧髂前上棘。

【主治】胸闷、腹胀、胁痛、咳嗽、小儿疳积等。

【操作】以双掌面或鱼际搓摩。

10. 腹阴阳　Fùyīnyáng

【定位】在中脘穴与两胁下之软肉处。

【主治】腹痛、腹胀、肠鸣等。

【操作】沿肋弓角边缘或自中脘至脐向两旁分推,称分腹阴阳。还可摩腹,顺时针摩腹可通便,逆时针摩腹可止泻。

11. 丹田（下丹田）　Dāntián

【定位】脐下3寸。

【主治】腹痛、腹泻、遗尿、尿潴留、脱肛等。

【操作】揉、搓、摩丹田。

12. 肚角　Dùjiǎo

【定位】脐中下2寸,旁开2寸。

【主治】腹痛、腹泻、小儿疳积、便秘等。

【操作】拿捏法。

13. 七节骨　Qījiégǔ

【定位】背部正中线上,自第4腰椎至尾椎骨端呈一直线。

【主治】腹痛、腹泻、便秘、痢疾、脱肛等。

【操作】推法。推上七节骨能温阳止泻，推下七节骨能泻热通便。

14. 龟尾　Guīwěi

【定位】在尾椎骨端（长强穴）。

【主治】腹泻、便秘、遗尿、脱肛等。

【操作】以拇指指端或中指指端点揉。

15. 指五经　Zhǐwǔjīng

【定位】自拇指至小指，五指末节罗纹面依次为脾经、肝经、心经、肺经、肾经。

【主治】五脏所属疾病，如脾之泄泻、肝之惊风、心之神昏、肺之喘咳、肾之遗尿等。

【操作】除肝经宜清不宜补外，余经旋推为补，向指根方向直推为清。

16. 指大肠　Zhǐdàcháng

【定位】食指桡侧缘，自食指尖至虎口呈一直线。

【主治】腹泻、便秘、痢疾、脱肛等。

【操作】推法。自食指尖推向虎口为补法，反之为清法。

17. 指小肠　Zhǐxiǎocháng

【定位】小指尺侧缘，自小指尖至指根呈一直线。

【主治】小便赤涩、尿闭、遗尿、泄泻等。

【操作】推法。同推指大肠。

18. 肾顶　Shèndǐng

【定位】小指顶端。

【主治】小儿自汗、盗汗、解颅等。

【操作】以拇指或中指指端按揉，称揉肾顶。

19. 肾纹　Shènwén

【定位】手掌面，小指第2指间关节横纹处。

【主治】目赤、痰喘、鹅口疮、热毒内陷等。

【操作】以拇指或中指指端按揉，称揉肾纹。

20. 老龙　Lǎolóng

【定位】中指指甲后1分处。

【主治】高热抽搐、急惊风。

【操作】掐法。

21. 端正　Duānzhèng

【定位】中指指甲根两侧赤白肉际处，尺侧称左端正，桡侧称右端正。

【主治】呕吐、泄泻、惊风、鼻衄。

【操作】用拇指掐或揉端正。

22. 四缝（四横纹）　Sìfèng

【定位】手掌面，食、中、无名、小指第1指间关节横纹处。

【主治】腹胀、疳积、消化不良等。

【操作】小儿四指并拢，从食指横纹推向小指横纹，为推四横纹。用拇指指甲掐，为掐四横纹。

23. 掌小横纹　Zhǎngxiǎohéngwén

【定位】掌面小指根下，尺侧掌纹头。

【主治】痰热喘咳、口舌生疮、顿咳、流涎。

【操作】用中指或食指按揉。

24. 板门　Bǎnmén

【定位】手掌面大鱼际平面。

【主治】食积、腹胀、食欲不振、呕吐、腹泻、嗳气等。

【操作】用拇指按揉板门称为揉板门，顺、逆时针都可以。从腕横纹推向拇指根称为横纹推向板门，可以止吐；反之，称为板门推向横纹，可以止泻。

25. 总筋　Zǒngjīn

【定位】位于掌侧腕横纹之中点。

【主治】惊风、夜啼、潮热、呕泻。

【操作】以指按揉，称揉总筋；用拇指指甲掐，称掐总筋。

26. 手阴阳　Shǒuyīnyáng

【定位】掌侧腕横纹。又称大横纹。拇指侧为阳池，小指侧为阴池。

【主治】寒热往来、腹胀、腹泻、呕吐、食积、烦躁不安。

【操作】两拇指自掌侧腕横纹中央（总筋穴）向两旁分推，称分推大横纹，又称分手阴阳、分阴阳。

27. 小天心　Xiǎotiānxīn

【定位】位于手掌根部，大鱼际与小鱼际相接处。

【主治】惊风抽搐、小便不通、高热神昏、心痛等。

【操作】掐法。

28. 五指节　Wǔzhǐjié

【定位】位于掌背面，各指第1指间关节。

【主治】惊惕不安、风痰喘咳。

【操作】用拇指掐或以食、中二指揉五指节。

29. 二扇门　Èrshànmén

【定位】位于掌背面，中指指根两侧凹陷处。

【主治】外感风寒、惊风抽搐。

【操作】用拇指掐或以食、中二指揉二扇门。

30. 外劳宫 Wàiláogōng

【定位】位于掌背面，与内劳宫相对。

【主治】风寒感冒、腹痛、疝气、脱肛、遗尿等。

【操作】用拇指掐或揉外劳宫。

31. 威灵 Wēilíng

【定位】位于掌背面，第2、3掌骨歧缝间。

【主治】急惊风、昏迷。

【操作】用拇指掐或以食、中二指揉威灵。

32. 上马 Shàngmǎ

【定位】位于掌背面，无名指及小指掌指关节后凹陷中。

【主治】潮热烦躁、牙痛、小便赤涩。

【操作】用拇指掐或以食、中二指揉上马。

33. 精宁 Jīngníng

【定位】位于掌背面，第4、5掌骨歧缝间。

【主治】干呕、痰喘、小儿疳积。

【操作】掐法。

34. 一窝风 Yīwōfēng

【定位】位于手腕背侧，腕横纹中央。

【主治】腹痛、伤风感冒、关节痹痛、惊风。

【操作】以指端揉，称揉一窝风。

中篇

治疗篇

第三章　推拿治疗各科疾病

推拿按摩是通过一定的手法作用于人体体表的经络穴位及某些特定部位，以调节改善机体的生理、病理状况，达到治病的目的。各种手法从表面上看是一种机械性的力的刺激，但熟练而高超的手法则可产生"功"，这种"功"是医生根据具体病情，运用各种手法技巧进行操作而实现的。这些手法一方面直接在人体起着局部治疗作用，另一方面还可以转换成各种不同的能量和信息，对人体的神经、循环、消化、泌尿、免疫、内分泌、运动等系统产生一定的影响，从而治疗不同系统的疾患。

第一节　推拿治疗伤科疾病

一、颈椎病

颈椎病也称颈椎综合征，多由于长期慢性劳损，颈椎的骨关节、椎间盘及其周围软组织损伤、退变，致使颈神经根、椎体动脉与静脉、颈交感神经以及颈段脊髓受到压迫或刺激，产生继发性损害，而出现一系列临床症状。本病属于中医"痹病"范畴，其病机可总结为寒、瘀、痰、虚，即以寒、痰、湿为标，体虚为本，瘀阻脉络贯穿病之始终。

（一）颈椎病的分型

颈椎病临床表现复杂，除较常见的颈部酸痛及神经根症状外，自主神经血管营养障碍的表现常常也较显著，有时因机械性压迫和血运障碍也可产生脊髓受损的症状。临床上根据病变损害部位及症状表现的不同，可将颈椎病分为颈型、神经根型、椎动脉型、交感神经型和脊髓型等五种类型。

1. 颈型颈椎病

【病因】可由睡眠时头颈部姿势不当、受寒或活动时颈部突然扭转而引发。

【表现】主要表现为颈项部僵硬酸痛，也可累及颈、肩及上背部，严重时酸痛感可向头后部及上肢扩散。

【诊断】颈部肌肉僵硬，有压痛。转头时常闻及异响，X线检查显示颈椎病理性改变。

【治疗】首先按揉颈项部两侧软组织，拿捏颈后、双侧肩部肌肉，达到舒筋通络、松解紧张肌群的目的，然后以拇指按揉，或以一指禅推法自病变节段向主痛点渐进性操作，进一步松弛肌纤维，缓解症状。

【取穴】颈夹脊、肩中俞、肩井、阿是穴。

2. 神经根型颈椎病

【病因】颈椎退变增生直接压迫神经根；椎间盘变性，椎间孔相对变小，刺激到神经，或增大了神经根的压力。

【表现】多数患者表现为患侧上肢沉重无力，伴有麻木、蚁行感。颈部神经根分布区可出现刺痛或刀割样疼痛，由颈神经根呈电击样向肩、上臂及前臂、手指放射。咳嗽、打喷嚏、上肢伸展、头颈过屈或过伸等活动常诱发加重。

【诊断】颈痛伴上肢放射痛，后伸时加重，受压神经根节段皮肤感觉减弱，腱反射异常，肌萎缩，肌力减退，颈活动受限，牵拉试验、压颈试验阳性。X线检查显示钩椎关节增生明显，椎间隙变窄，椎间孔变小。

【治疗】首先松解神经痛放射路线上的肌群，然后以拇指按揉，或以一指禅推法自病变节段沿放射路线循序推移，以疏通气血，减轻局部神经根刺激及紧张性肌肉劳损，缓解症状，避免因肌肉无力造成废用性肌萎缩。

【取穴】颈夹脊、肩井、肩髃、曲池、手三里、阿是穴。

3. 椎动脉型颈椎病

【病因】椎间关节退变压迫刺激椎动脉，导致椎动脉狭窄、痉挛，血流缓慢，而引起椎基底动脉供血不足。

【表现】主要表现为头痛，眩晕，耳鸣，一过性耳聋，视物不清，共济失调，体位性猝倒，颈椎侧弯，颈后伸时症状加重。

【诊断】头晕，头痛，恶心呕吐，旋颈试验阳性，X线检查显示颈椎横突间距变小，钩椎关节增生。

【治疗】患者取坐位，首先进行头面部推拿，分推眉眶，并点按揉太阳、头维、百会、四神聪以醒神开窍，然后用㨰法作用于颈项两侧肌群，以放松颈项部肌肉，并对偏歪的颈椎节段行扳法治疗。

【取穴】百会、四神聪、风府、风池、华佗夹脊、肩井、曲池、合谷。

4. 交感神经型颈椎病

【病因】为颈椎退行性改变直接或间接刺激颈部交感神经，引起神经所支配的相应区域的生理功能失调。

【表现】主观症状较多。表现为头痛或偏头痛，头晕，枕颈部疼痛，眼睑无力，视物模糊，瞳孔扩大，眼窝胀痛，流泪，心前区痛，心动过速或过缓，血压增高，四肢凉或手指发红发热，一侧肢体多汗或少汗，等等。

【诊断】皮肤浅、深感觉异常，出现生理状态兴奋或抑制，X线检查显示钩椎关节增生，椎间孔变狭窄，颈椎生理弧度改变或有不同程度错位。

【治疗】轻度点压合谷、列缺、内关、风池等穴后，用拇指推揉颈前气管双侧肌群与背俞穴，然后施㨰法于背部肌群及痉挛肌肉的筋结处，达到温经活血、松弛肌肉的目的，最后以掌面或大鱼际擦揉胸前壁以宽胸止悸。

【取穴】风池、合谷、列缺、内关、神门、膻中。

5. 脊髓型颈椎病

【病因】颈椎的各种病理改变所形成的突出物压迫脊髓（多为不完全性压迫），引起感觉及运动功能障碍。

【表现】早期上肢麻木，持物无力，下肢发紧，行走不稳，足下如踩棉；晚期一侧下肢或四肢瘫痪，二便失禁，或尿潴留。

【诊断】受压脊髓节段以下区域发生感觉障碍，皮肤浅感觉减弱，肌张力增高，腱反射亢进，病理反射阳性。X线示椎间隙狭窄，椎体后缘增生较严重，可突入椎管。CT、MRI示椎管变窄，椎体后缘增生或椎间盘突出压迫脊髓。

【治疗】以拇指推揉放松局部肌肉，达到通经活络的目的，之后以手法进行颈椎整复，使受压脊髓减压，缓解相应症状。

【取穴】风池、颈夹脊、肩井、曲池。

（二）颈椎病的预防

1. 调整桌距，纠正坐姿，避免驼背、弯腰及长时间低头或偏头工作、学习。

2. 注意颈肩部保护，锻炼颈部肌肉，坚持做颈部保健体操。

3. 睡觉时，头部着力于后枕部，适当调整枕头的高低。

附：落枕

落枕又称"失枕"，为推拿常见病、多发病。

【病因】多由睡觉姿势不良、枕头高低不适，或体质虚弱，睡眠中颈肩部感受风邪而引发，主要是因一侧颈项肌群较长时间处于拉伸、扭转状态而发生肌痉挛所致。临床以胸锁乳突肌、斜方肌和肩胛提肌受累多见。

【表现】睡醒后出现急性颈部肌肉痉挛、强直、酸胀、疼痛，甚至转动失灵，轻者3~4天可自愈，重者疼痛严重并可向头部及上肢放散，颈项部强直不能活动，可迁延数周不愈。

【诊断】睡醒后发生一侧颈项部肌肉强直、疼痛，头向患侧倾斜，下颌略转向健侧。

【治疗】患者取坐位，在患侧颈项及肩部施以轻柔㨰法，再用拿法提拿颈项及肩部的风池、肩井、天宗等穴位，以松弛颈椎棘突两侧肌肉，使之更加放松，并配合轻缓的颈项摇法，最后行旋转扳法，操作幅度不宜过大，避免肌肉拉伤。

【取穴】风池、天柱、颈夹脊、肩井、天宗、落枕。

二、肩周炎

肩周炎的全称是"肩关节周围炎"，是指肩关节及其周围软组织损伤、退变而引起的慢性无菌性炎症。本病好发于50岁左右的人，故又称"五十肩"。因患病以后肩关节活动受限，仿佛被冻结或凝固，故还称"冻结肩""肩凝症"。患有肩周炎的患者，常自觉有凉气进入肩部，也有患者感觉有凉气自肩关节内部向外冒出，故又有别称"漏肩风"。

【病因】中医学认为肩周炎属于"痹病"范畴，其发病既有内因又有外因，内因是素体亏虚，肝肾不足，外因是感受风寒湿邪。现代医学认为该病是由直接因素（如急性扭伤、慢性劳损）或间接因素（如肌腱炎、腱鞘炎）引发的肩关节周围软组织退行性改变。

【表现】现代医学将肩周炎的临床病程归纳为以下三期。

1. **炎症期（早期）**　也称为疼痛期，病变主要位于关节囊。以肩部疼痛为主，疼痛呈弥散性，肩关节被动活动不受限，但在主动举臂及做内外旋活动时，其功能可因"痛甚"而受限。夜间疼痛加重，肩部不能受压，常常会在半夜痛醒，影响睡眠。病程短，常在起病1个月以内，少数可延至2~3个月。

2. **粘连期（中期）**　也称为僵硬期，病变除关节囊挛缩外，其周围软组织均受累。肩部疼痛较早期缓解，但痛点固定，肩关节活动受限，其被动活动受限尤其明显。

3. **冻结期（末期）**　也称为恢复期，以功能障碍为主，肩关节活动明显受限，其外展、内收、前屈、后伸活动均受到影响，肩部肌肉有轻度萎缩或痉挛。随着时间推移，炎症逐渐消退，疼痛逐渐减轻，肩关节活动度明显增加。为起病7个月至1年时。

【诊断】患者年龄多为50岁左右，症见肩部疼痛、活动受限。注意与伴有颈椎病的颈肩综合征进行鉴别。

【治疗】首先托住病人肘关节部，令其肘屈，使筋肉放松，以拇指顶端按揉其肩部疼痛处，然后自上而下捏拿肩部及上臂经筋，同时按压肩井、天宗、肩中俞、天泉、尺泽、少海等穴位，操作中要求滑动按压的方向与骨骼肌肌腱或神经支的走向相垂直。待肩臂部肌肉松弛后，术者以一手扶患侧肩部，另一手握其腕部，于拔伸牵引状态下向远侧徐徐做环转运动，范围由小到大，使患臂逐渐外展抬高，直至不能耐受为止，并前转、后转交替。最后拔伸肩臂部肌群，行抖法。以上手法均以耐受为度，避免使用暴力过度牵拉而刺激局部导致炎性渗出，加重肌肉劳损。

【取穴】肩髃、肩井、天宗、肩中俞、天泉、尺泽、少海。

【预防】

1. 注意对肩周的保护，避免睡卧当风，或袒肩露臂于寒室，以防感受风寒之邪。

2. 搬提重物时，注意做好准备活动，以免造成急性扭拉伤。

3. 坚持锻炼，增强体质，可练习屈肘甩手、手指爬墙、体后拉手、梳头擦汗等动作。

附：冈上肌腱炎

冈上肌腱炎又称冈上肌综合征、外展综合征，是因外伤、劳损或受寒而导致冈上肌腱发生退行性改变，局部产生无菌性炎症，以肩部疼痛、活动受限为主要临床表现。

【病因】冈上肌腱炎属中医"痹病"范畴，由虚、风、劳、伤所致，以上因素引起气血凝滞，脉络痹阻，不通则痛。

【表现】临床上以肩峰大结节处为主的疼痛，肩外展时疼痛显著，并可向颈、肩及上肢放射；冈上肌抵止部常有压痛，肩关节外展活动受限，可有"中间疼痛弧征"（外展60°~120°时，出现明显疼痛）。

【诊断】有劳损病史，肩部疼痛弧试验阳性。

【治疗】患者取坐位，在患者患侧肩部施以按揉法和滚法，再用拇指点压弹拨肩部的阿是穴及肩井、肩髃、肩贞等穴位，以剥离粘连，配合搓揉法放松肩臂部肌肉，最后行牵拉抖法，操作幅度不宜过大，以免造成肌肉拉伤。

【取穴】肩井、肩髃、肩贞、臂臑。

三、颈肩综合征

颈肩综合征是以颈部、肩部乃至臂肘的肌筋并联发生疼痛不适及活动受限为主要临床表现的病症。本病多于颈椎病、肩周炎基础上演变发展而成，好发于文案类工作人员及中老年人，女性的发病率较高。根据本病的临床表现，常将其归属于中医"痹病""骨痹""颈肩痛"的范畴。

【病因】本病多见于因长期伏案工作造成慢性颈肩关节退变、劳损的人群，疾病的形成与寒冷、潮湿等环境因素亦有密切关系。其病理基础为颈椎间孔缩小，神经根受挤压。椎体侧后缘钩椎关节退变，周围软组织水肿，产生无菌性炎症，导致颈肩部肌肉酸痛痉挛。

【表现】颈部生理曲度变小，关节活动受限，以后伸及向患侧弯明显，颈背部僵硬酸痛。颈、胸椎棘突与风池、颈夹脊及肩胛骨内上角等处压痛明显，且常向远端肩髃、肩髎、臂臑等穴位处放射。颈椎病变神经根分布区可有痛觉、温觉、触觉改变，早期痛觉过敏，后期或因压迫较重而见感觉减退。肱二头肌腱和肱三头肌腱反射减弱，患肢肌力下降，甚至出现肌肉萎缩。臂丛神经牵拉试验及压头试验均呈阳性。

【诊断】多见于40岁以上的中老年人或长期伏案工作者，颈、肩、臂部僵硬疼痛。疼痛呈放射状，间歇性发作，夜间尤甚，压痛点多位于风池穴及棘突、脊旁、肩胛内上角等处。病程在三个月以上者多形成肩关节粘连，出现不同程度的活动受限。椎间孔挤压试验及臂丛神经根牵拉试验均呈阳性。X线检查见颈椎生理曲度改变、失稳，椎间孔变小，钩椎关节增生。

【治疗】患者取坐位，在患者患侧颈项及肩部施以轻柔㨰法，再用拿法自上而下提拿颈项及肩背部肌群，如菱形肌、冈上肌、冈下肌、三角肌、肱二头肌等，以松弛颈肩部和背部筋肉，通行气血。随后施以牵引提拉法向上牵拉颈项部，以松解被卡压的神经。最后行肩臂部抖法完成操作。

【取穴】颈夹脊、大椎、肩井、肩髃、肩髎、臂臑、肩外俞、肩中俞。

【预防】

1. 避免长时间伏案工作，工作中适度放松颈肩，防止肌肉疲劳性损伤。

2. 进行颈肩部保健锻炼，如转颈摇头、耸肩提肘、仰背拔身等。

3. 出现颈肩部疼痛伴活动不利，休息及热敷、药物外敷不缓解时，应及时就诊。

四、肱骨外上髁炎与肱骨内上髁炎

肱骨外上髁炎又名肘外侧疼痛综合征，俗称"网球肘"，是由急、慢性损伤造成的肱骨外上髁周围软组织无菌性炎症，以肘关节外侧疼痛，旋前伸肘动作困难为主要表现。肱骨内上髁炎位于前臂尺侧，与肱骨外上髁炎相对应，俗称"学生肘"，由前臂屈肌腱起点损伤造成前臂旋前，以屈腕动作困难为主要表现。

中医将本类疾病归为"伤筋"范畴，由于其疼痛、活动受限多因劳损诱发，故名其"肘劳"。

1. 肱骨外上髁炎

【病因】由急性扭拉伤或反复屈伸肘关节、旋转前臂等造成的慢性劳损所引发，以后者为主。可由肌纤维撕脱或关节滑膜炎症导致局部充血、水肿、渗出、粘连等炎性反应，造成疼痛，限制活动。

【表现】肘部后外侧疼痛，不能搬提重物，初始休息后疼痛可缓解，之后逐渐演变为持续性疼痛，轻者不敢拧毛巾，重者提物时有突然"失力"现象，肱骨外上髁部有局限的压痛点，疼痛可向桡侧伸肌总腱方向扩散。

【诊断】有急、慢性劳损病史。肘外侧酸痛反复发作并持续加重，肱骨外上髁有压痛点。密尔试验阳性，即肘、腕、指屈曲，前臂被动旋前并逐渐伸直时，肱骨外上髁处出现疼痛。

【治疗】患者取坐位，自患者患侧肘部至其前臂腕部施以轻柔摩搓法，以透热为度，疏通拘挛经筋，然后于前臂背侧施以㨰法，再用拇指点压肘臂部的阿是穴及曲池、手三里、尺泽等穴位以通行局部气血，待肌肉完全放松后，屈曲肘关节行拔伸牵引法，同时配合腕部旋转。操作幅度不宜过大，以免造成肌肉再次拉伤。

【取穴】曲池、手三里、尺泽、外关、合谷、阿是穴。

2. 肱骨内上髁炎

【病因】与肱骨外上髁炎相似，因急性损伤或慢性劳损使肱骨内上髁肌腱附着处出现无菌性炎症，故产生疼痛。

【表现】肘关节内侧持续性疼痛，劳累可诱使病情加重，严重时疼痛可向前臂放射。尺神经受刺激时，可出现环指和小指麻木无力。

【诊断】多数有慢性劳损病史。握物无力，不能提重物，严重者前臂旋前或屈腕（如拧毛巾）时均觉疼痛。密尔试验阳性，表现为肘内侧出现疼痛。

【治疗】患者取坐位，自患者患侧肘部至其前臂腕部施以轻柔摩搓法，以透热为度，疏通拘挛经筋，然后于前臂尺侧施以滚法，再用拇指点压肘臂部的阿是穴及少海、小海、养老等穴位以通行局部气血，待肌肉完全放松后，使肘关节被动屈伸旋转。操作幅度不宜过大，以免造成肌肉再次拉伤。

【取穴】少海、小海、养老、阿是穴。

五、腕关节损伤

腕关节损伤属于中医"伤筋"范畴，是由直接或间接暴力造成腕关节及其周围软组织损伤，导致腕部疼痛，活动不利。

【病因】由急性暴力损伤（如跌仆撑地）或慢性劳损（如长期重复过度活动）造成，损伤后肌腱及其周围软组织充血、粘连，导致关节疼痛和活动受限。

【表现】急性损伤，腕周局部肿胀、疼痛明显，活动受限；慢性损伤可无肿胀，活动略受限，大幅度活动后疼痛明显。

【诊断】有急、慢性损伤史。定位检查：将腕关节用力掌屈，若腕背侧发生疼痛，为腕背侧韧带与指伸肌腱损伤，反之则为腕掌侧韧带或指屈肌腱损伤。将腕关节向尺侧倾斜，若桡骨茎突处发生疼痛，为桡侧副韧带损伤，反之则为尺侧副韧带损伤。如果向各个方向活动均发生疼痛，且活动明显受限，则多为韧带和肌腱等组织的复合损伤。

【治疗】患者取坐位，在患者患侧腕周根据经络走行选穴点按，以产生较强的酸胀感为度，以疏通经气，促使瘀阻的经络气血畅通，然后施以轻柔手法，于伤处揉拿，以松解粘连，改善循环，待局部紧张的肌肉松弛后，在拔伸状态下使腕部进行被动活动，活动范围从小到大，直至正常。嘱患者以护腕保护局部，急性期后可进行腕部保健锻炼。

【取穴】阳谷、阳溪、养老、腕骨、列缺、神门、阿是穴等。

附：腱鞘炎

为肌腱在短期内活动频繁、用力过度或受寒冷刺激，导致腱鞘组织发生炎性反应，引起鞘管狭窄，限制肌腱活动，使病损局部产生疼痛的疾病。

【病因】多由肌腱长期重复过度活动所致的劳损造成，也可由急性损伤或内分泌、免疫系统疾病（如糖尿病、类风湿性关节炎等）引发。本病常发于腕部和手指，如桡骨茎突腱鞘炎、手指腱鞘炎。

【表现】发病关节可伴有晨僵、肿胀、局部放射性疼痛、活动受限，指关节可出现弹响和嵌顿（扳机指）。

【诊断】有急、慢性损伤史。腕关节尺偏时桡骨茎突疼痛加重，可诊断为桡骨茎突腱鞘炎；指关节疼痛、弹响、有硬性结节，可诊断为手指腱鞘炎。

【治疗】患者取坐位，在患者患侧腕周及指根部行点按法，以产生较强的酸胀感为度，以畅通经络气血，松解局部粘连。然后施以轻柔手法，用拇指罗纹面于伤处周围顺肌腱走行方向摩搓，以改善局部血液循环。待局部紧张的肌肉松弛后，在拔伸状态下揉捏经筋，最后被动活动腕部或手指关节，活动范围从小到大，直至正常。

【取穴】阳谷、养老、腕骨、列缺、合谷、劳宫、少府、鱼际、阿是穴等。

六、腰椎间盘突出

腰椎间盘突出症，又名腰椎间盘髓核突出症或腰椎间盘纤维环破裂症，是临床常见病、多发病。中医将本病归为"痹病"，认为本病与寒凝经脉、气滞血瘀、肾气不足密切相关。

【病因】主要原因是腰椎间盘纤维环破裂，髓核突出，突出的椎间盘组织对神经根的机械压迫、化学性刺激以及自身免疫反应所造成的炎症水肿等导致腰部疼痛及活动受限。中医学认为，本病发病以肾精亏虚为根本，加之外伤或感受风寒湿邪，引起气滞血瘀，风寒湿邪闭阻经络，经脉不通，故而出现腰腿疼痛。

【表现】腰背部僵硬酸痛，活动受限，疼痛麻木感可向双下肢放射，严重者可出现下肢萎缩及二便障碍。

【诊断】常发生于青壮年，有急、慢性损伤或感受寒湿病史。脊柱侧弯，腰部生理弧度消失，病变部位椎旁有压痛，并向下肢放射，腰部活动受限。下肢受累神经支配区有感觉过敏或迟钝，病程长者可出现肌肉萎缩。直腿抬高试验及直腿抬高加强试验阳性，膝、跟腱反射减弱或消失，拇趾背伸力减弱。CT检查可显示突出的部位及程度。

【治疗】患者取俯卧位，医者以滚法操作于患者腰部，特别是椎间盘突出部位，使患者腰部被动后伸，之后重点按揉坐骨神经沿线的肌肉，并用大拇指或肘部按揉大肠俞、秩边、环跳、承扶、殷门、委中、承山、昆仑等穴以松解粘连的软组织，通气活血。待放松后，患者取侧卧位，下面的腿伸直，上面的腿弯曲，医者一手放在患者肩部，另一手前臂抵住患者臀部，双手同时用力，行腰椎斜扳法，医者可通过调节患者上面腿的屈曲幅度，使斜扳法的着力点落在椎间盘突出的椎体上，从而取得最佳效果。需要注意的是，扳法要用"巧力寸劲"，不要使用蛮力，有明显骨质疏松者及70岁以上患者不宜用扳法。

【取穴】腰夹脊、大肠俞、秩边、环跳、承扶、殷门、委中、承山、昆仑、阿是穴等。

【预防】

1. 避免长时间坐位工作、学习、娱乐等造成疲劳性损伤。

2. 注意腰部保暖，避免受潮、受寒，可佩戴护腰。搬提重物须做热身活动，避免用力过度造成拉伤。

3. 急性期过后，可进行腰背肌锻炼，如燕飞、五点支撑等。

七、膝关节炎

膝关节炎为伤科常见病，与年龄、内分泌、免疫、创伤等多因素相关，其主要特征为膝关节软骨退行性改变，软骨及关节边缘反应性增生，引起膝关节肿胀疼痛、活动受限，严重者可致关节畸形。

【病因】本病病因复杂多样，尤其与膝关节机械运动密切相关。中医认为本病与体虚、劳伤、寒冷有关，关节周围经络气血壅滞不通而引发疼痛，属于"痹病"范畴。

【表现】膝关节疼痛呈持续性，活动时疼痛加重（上下楼梯时尤其明显），膝关节肿胀、活动受限，关节活动时有摩擦音，严重时有跛行及关节交锁现象。

【诊断】多有劳损病史。膝关节周围肿胀、压痛，活动时有弹响声。X线检查显示膝关节退行性改变。

【治疗】提拿、揉按股四头肌远端及腘绳肌、小腿三头肌，放松其周围软组织，点按梁丘、血海、双膝眼、足三里、委中、承山，按揉痛点及关节间隙以通行气血，待肌肉放松后，使膝关节缓慢伸、屈、内翻、外翻至最大范围，并稍用力，反复3~5次，屈膝30°下摇膝关节，恢复关节活动度。

【取穴】梁丘、血海、双膝眼、足三里、委中、承山、阿是穴等。

【注意】急性发病期应减少行走，严重者可扶拐行走，治愈后进行必要的膝关节功能训练（不负重，如骑车），还应避免外伤、劳累与感受风寒湿邪等。

八、踝关节扭伤

踝关节扭伤是指踝关节遭受外力如扭转牵拉或过度内、外翻，引起肌腱、韧带、关节囊等踝关节周围软组织损伤，中医称之为"踝缝伤筋"。

【病因】本病多由走路不慎，或足部受力不均，或踝关节突然经受过度的内、外翻等造成。其中以足内翻扭伤为多见，造成踝外侧韧带拉伤，外踝前下方肿胀压痛明显。

【表现】主要表现为跛行步态，损伤局部皮下有青紫瘀血，疼痛肿胀明显。踝关节内翻或外翻时疼痛加剧，关节活动受限。

【诊断】有明显的踝部外伤史，因踝部疼痛肿胀而呈跛行步态。X线检查显示踝关节内、外翻位可见一侧韧带撕裂损伤，严重者可合并骨折或关节脱位。

【治疗】单纯扭伤韧带者可于第二日行轻缓手法，患者取坐位，严重者取仰卧位，将患者患足抬高，大腿下垫棉垫。左侧踝关节扭伤时，术者以左手持患足足跟部，以左手拇指按揉昆仑穴，食指按揉太溪穴，右手指拿捏小腿后外侧肌肉三遍，以缓解肌肉痉挛，点、按、揉昆仑、足三里、解溪、绝骨、太冲等穴以止痛。关节局部松弛后，轻轻拔伸内、外踝关节并做内、外旋动作。可配合消肿化瘀之中药洗剂熏洗局部。

【取穴】昆仑、足三里、解溪、照海、绝骨、太冲、侠溪、阿是穴等。

【注意】抬高患肢以保证局部血液循环，注意保温。急性损伤可进行局部固定，两周后练习关节活动。

第二节　推拿治疗内科疾病

一、头痛

中医认为头痛是由于外感或内伤，致使清窍不利，脉络挛急，表现为患者自觉头部疼痛的一类病症。头痛是临床上常见的自觉症状，可单独出现，亦可出现于多种急、慢性疾病之中，可涉及神经科、精神科、内科、外科、妇科、儿科、五官科等临床各科。

【病因】外感：多因起居不慎，坐卧当风，感受风、寒、湿、热等外邪所致，其中又以风邪为主。内伤：头为诸阳之会，五脏精华之血、六腑清阳之气皆上注于头，又"脑为髓之海"，脑髓依赖于肝肾精血及脾胃运化之水谷精微的濡养，故内伤偏头痛与肝、脾、肾三脏关系密切。

【表现】

(1) 风寒头痛：吹风受寒后出现头痛，得热痛减，苔薄白，脉浮紧。

(2) 风热头痛：头痛难忍，面部发热，大便硬结，舌鲜红。

(3) 肝阳上亢头痛：头痛眩晕，情绪不稳，失眠，舌红少苔。

(4) 血虚头痛：头痛眩晕，疲乏无力，舌淡苔白。

(5) 肾虚头痛：头脑空痛，耳鸣目眩，腰膝酸软，舌红少苔。

(6) 颈源性头痛：颈椎活动不利，头痛伴有头晕、恶心，风池穴附近可有明显触痛。

(7) 偏头痛：反复发作的一侧或双侧头痛，多由紧张及焦虑诱发。

【诊断】根据外感、内伤史，结合疼痛部位辨明病情，行头颅 CT、

MR、脑电图等辅助检查，测量血压，以协助诊断。

【治疗】除头面部以点、擦、按揉手法常规操作放松外，临证还需加减变化施术。

（1）风寒头痛：在患者肩背部施用㨰法，以掌部沿督脉从大椎穴自上而下直推数次，然后按揉风池、风门、肺俞，最后以小鱼际直擦督脉两侧膀胱经，以透热为度。

（2）风热头痛：分别按揉大椎、风池、风门、肺俞、大肠俞、曲池、合谷，用空掌自上而下沿双侧膀胱经拍击，以皮肤潮红为度。

（3）肝阳上亢头痛：以摩法在头部双侧胆经操作，配合点压角孙、头维、肝俞、阳陵泉、太冲、行间，擦双侧涌泉穴。

（4）血虚头痛：于腹部行顺时针摩擦手法，然后按揉中脘、天枢、气海、关元、血海、足三里，最后以掌部擦督脉及两侧膀胱经。

（5）肾虚头痛：于腹部行顺时针摩擦手法，然后按揉中脘、气海、关元、足三里，最后以掌根直擦腰骶部肾俞、腰阳关、命门，以透热为度。

（6）颈源性头痛：同颈椎病治法，按揉、点压、拔伸颈肩局部。

（7）偏头痛：以拇指顶推、按压风池穴，按揉太阳、头维，最后于双颞侧胆经行扫散法。

【取穴】印堂、神庭、鱼腰、攒竹、太阳、百会、头维、阿是穴等。

二、失眠

失眠是指由精神因素或某些疾病造成睡眠障碍，并伴有焦虑、头晕、健忘等症状的一类疾病。

【病因】多因精神因素或某些疾病造成大脑皮层功能失调所致。长期失眠会对人的生理和心理带来严重的影响和压力，加重病情，形成恶性循环。中医认为本病与心、脾、肝、肾等脏腑功能失调有关。

【表现】睡眠时间较平日明显减少,或睡眠质量明显变差,可出现头晕眼花、头痛、心悸、健忘、多梦、烦躁焦虑等症状。

【诊断】经常失眠并伴有其他症状者,可进行睡眠监测评价。

【治疗】以拇指或中指按揉印堂穴并逐渐推向神庭及两侧太阳穴,以一手大鱼际于前额反复按揉,继而拿捏风池、肩井、三阴交,在腹部行摩法,最后以小鱼际擦双侧涌泉穴,以足心深度透热为度。

【取穴】百会、攒竹、神庭、太阳、神门、内关、三阴交、太冲、涌泉等。

【预防】

1. 保持良好的心态,避免不良的精神刺激。

2. 作息规律,养成良好的生活习惯。

3. 临睡前或晚上不喝刺激性饮品,不吸烟或少吸烟。

4. 因器质性病变引起的失眠,应注意对因治疗。

5. 每日临睡前进行自我推拿,改善睡眠质量。

三、眩晕

眩晕又称"掉眩""风眩"等。眩是指视物昏花或眼前发黑,晕是指自感身体或外界景物旋转摆动而站立不稳,二者常同时发生,故统称为眩晕。轻度眩晕者闭目即止,重度眩晕者如坐车舟,或伴有恶心呕吐,心慌出汗,甚至肢体偏斜欲倒等。眩晕是中老年人常见的一种病症,它可由现代医学中的多种疾病引起,如梅尼埃病、内耳前庭及迷路感染、内耳前庭神经炎、高血压、低血压、贫血、白细胞减少症、脑动脉硬化症、神经官能症等。

【病因】祖国医学认为眩晕可由风、痰、虚引起,故有"无风不作眩""无痰不作眩""无虚不作眩"等说法。

【表现】

（1）肝阳上亢型：肝为风木之脏，主动主升。忧郁恼怒，可致肝气不调，气郁化火，肝阳上亢，肝风内动，上扰清窍，发为眩晕。此型眩晕症的临床表现为头晕目眩，头胀或痛，心烦易怒，失眠多梦，耳鸣口苦，面色红赤，血压偏高，舌质红，苔薄黄，脉弦。

（2）痰浊中阻型：饮食失节，过食肥甘，会使脾胃运化失常而聚湿生痰，痰浊中阻，蒙蔽清阳，而发为眩晕。此型眩晕症的临床表现为头重昏蒙，胸闷恶心，时呕痰涎，不思饮食，舌苔白腻，脉濡滑。

（3）气血亏虚型：眩晕动则加剧，劳则即发，面色萎黄或苍白，唇甲无华，心慌气短，食少身倦，舌质淡，脉细弱。

【诊断】多见于中老年，缓慢起病，常呈渐进性加重。头晕目眩，视物旋转，可伴有恶心呕吐，耳聋耳鸣，查体可有眼震（前庭性眩晕）。可根据病因进行辅助检查。

【治疗】除头面部以点、擦、按揉手法常规操作放松外，临证还需加减变化施术。

（1）肝阳上亢型：按揉双侧三阴交，重推桥弓，点压背俞穴如心俞、肝俞、肾俞、命门，按肩髃、曲池、太冲，拿合谷。最后推按足底涌泉，以透热为度。

（2）痰浊中阻型：平推前胸，按揉中府、云门、膻中，在腹部行摩法，重点为中脘、天枢，按揉足三里、丰隆。擦热背部脾俞、胃俞。

（3）气血亏虚型：推揉关元、气海、血海、足三里等穴，摩腹部中脘，擦热背部肾俞、命门、腰阳关。

【取穴】百会、鱼腰、神庭、太阳、神门、内关、中脘、气海、三阴交、太冲、涌泉及相关背俞穴等。

【注意】头部推拿幅度不宜过大，注意单手固定，避免剧烈晃动诱使病情加重。

四、心悸

心悸是指病人自觉心中悸动，惊惕不安，甚则不能自主的一种病症，临床多呈发作性，每因情志波动或劳累过度而发作，常伴胸闷、气短、失眠、健忘、眩晕、耳鸣等症。病情较轻者为惊悸，病情较重者为怔忡，可呈持续性。本病相当于现代医学的心律失常。

【病因】心悸包括惊悸和怔忡。病位主要在心，与肝、脾、肺、肾关系密切。因"心为君主之官，神明出焉"，如脾不生血，心血不足，则心神失养；脾失健运，痰湿内生，可扰动心神；肾阴不足，不能上制心火，或肾阳亏虚，心阳失于温煦，或肺气亏虚，不能助心以治节，或肝气郁滞，气滞血瘀，或气郁化火，均可使心脉不畅，心神受扰，发生心悸。

【表现】自觉心中悸动，惊惕不安，甚至不能自主，或呈一过性、阵发性，或持续时间较长，或一日数次发作，或数日一次发作。兼见胸闷，气短，神疲乏力，头晕喘促，甚至不能平卧，以至出现晕厥。脉象或数或迟，或乍疏乍数，兼见结、代、促、涩等。

【诊断】可见心慌不安，神情紧张，不能自主，心搏异常，心跳或快速或缓慢，或跳动过重，或忽跳忽止，呈阵发性，或持续不止。中老年发作频繁，常由情绪激动、惊恐、紧张、劳倦过度、饮酒、饱食等因素而诱发。可进行血压测试，做胸部 X 线、心电图、超声心动图等检查以协助诊断。

【治疗】以拇指或中指按揉印堂穴并逐渐推向神庭及两侧太阳穴，拿捏风池、肩井，推双侧桥弓，按揉双侧内关、神门，擦热相关背俞穴，重点为心俞、膈俞，在腹部行摩法，最后点按膻中，摩中脘。

【取穴】百会、神庭、太阳、神门、内关、心俞、膈俞、膻中等。

【注意】本法仅用于辅助治疗，以缓解病情，患者应及时就医进行系统治疗。

五、面瘫

面瘫，又称"口眼㖞斜"，中医学认为当人体正气亏虚，卫外不固，风寒或风热之邪乘虚入中面部经络，导致气血痹阻，经筋功能失调，筋肉失于约束，则可出现"㖞僻"。本病是以面部肌群运动功能障碍为主要特征的一种疾病，现代医学称之为面神经炎。根据病变部位的不同，可将本病分为中枢性面瘫（面神经核以上受损）和周围性面瘫（面神经核及面神经受损）两种，主要表现为患侧表情肌瘫痪，可伴有额纹消失、睑裂扩大、鼻唇沟平坦、口角下垂或口角偏向健侧等症状。

【病因】古代医家认为本病由外因或内因诱发，以外因为主。外因诱发：风寒、风热之邪侵袭面颊部经筋，使面部气血阻滞，筋肉失养，故而发为口眼歪斜。内因诱发：人体内部气血亏虚，不能荣润面部筋脉引起该病。内外因综合致病：患者素体虚弱，正气不足，脉络空虚，卫外不固，外邪侵袭面部足阳明、手太阳经筋，致面部气血逆乱，经筋失养，筋肉纵缓不收，发为面瘫。现代医学认为面神经炎多由脑血管意外（中枢性）或感染性病变（周围性）所引起。

【表现】可见患侧面部全部或部分表情肌瘫痪，眼睑不能充分闭合，贝尔征阳性。闭嘴时，颊肌松弛，口角下垂；抬眉时，患侧额横纹消失，眉毛较健侧低，睑裂变大，日常可见眼泪不受控制外溢；笑时，口角歪向健侧；咀嚼时，由于颊肌无力，食物积存于颊部与牙龈间。可伴有眼球上移、听觉过敏，或泪液、唾液分泌减少。

【诊断】外感风寒型：眼睑突然闭合无力，伴恶风寒，发热，肢体拘紧，舌质淡红，苔薄白，脉浮紧或浮缓；外感风热型：眼睑突然闭合不全，伴口苦，咽干微渴，肢体肌肉酸楚，舌边尖微红，舌苔薄黄，脉浮数或弦数。早期发现可进行头部CT检查，以诊断其为中枢性或周围性面瘫。对长时间治疗恢复效果较差的患者，可做面部肌电图检查以协助诊断。

【治疗】使用指掌摩擦法在患者患侧面部操作3分钟，面部微微发热后，用拇指桡侧及掌部大鱼际由额正中线向颞侧分推至双侧太阳穴3～5次，掌揉患侧颊部、下颌部20～30次。在患侧阳白、地仓、迎香、四白、太阳、翳风等主穴行食指、中指按揉法，每穴按揉2～3分钟。向上轻推太阳（眼角）、迎香（鼻角）、地仓（口角）10次。在合谷穴行拇指按揉法，先健侧，后患侧，每侧按揉2～3分钟。

【取穴】阳白、太阳、四白、迎香、地仓、颊车、翳风、合谷等。

【注意】本法用于辅助治疗，可与针刺、艾灸、口服药物相配合。在疾病初期，由于面神经处于炎性水肿阶段，手法应以轻柔为主，建议一周以后再开始行面部按摩。

六、胃脘痛

胃脘痛，又称胃痛，是指以上腹胃脘部近心窝处疼痛为主症的病症，或伴有脘胀、纳呆、泛酸、嘈杂、恶心呕吐等。现代医学中的胃炎、消化性溃疡、胃痉挛、胃癌、胃下垂、胃黏膜脱垂、胃神经官能症、十二指肠炎以及部分肝胆疾病、胰腺炎等以上腹部疼痛为主要表现时，均可参考本病辨证论治。

【病因】胃为五脏六腑之大源，主受纳腐熟水谷，诸多原因都能引起胃受纳腐熟之功能失常，以致胃失和降而发生疼痛。若寒客胃中，则气机受阻而为痛；若暴饮暴食，胃之受纳过量，纳谷不下，腐熟不及，食谷停滞，发为胃痛；若饮酒过度，嗜食肥甘辛辣之品，则耗损胃阴，或过食生冷、寒凉药物，则耗伤中阳，日积月累，胃之阴阳失调，则产生偏寒、偏热或寒热错杂的胃痛。

【表现】实证：主症为上腹胃脘部暴痛，痛势较剧，痛处拒按，饥时痛减，纳后痛增。虚证：主症为上腹胃脘部疼痛隐隐，痛处喜按，空腹痛甚，纳后痛减。

【诊断】上腹胃脘部疼痛，多有压痛。发病常由饮食不节、情志不遂、劳累、受寒等因素引起。常伴有食欲不振、胃脘痞闷胀满、恶心呕吐、吞酸嘈杂等胃气失和的症状。上消化道 X 线钡餐透视、胃镜及病理组织学检查等可见胃、十二指肠黏膜炎症或溃疡等病变，有助于诊断。

【治疗】在腹部中脘、天枢、关元行摩、揉、按等基本手法，配合点揉手三里、合谷、内关、梁丘、足三里、委中、承山。擦热背俞穴，以脾俞、胃俞、胆俞、三焦俞为主。

【取穴】手三里、合谷、内关、梁丘、足三里、委中、承山及相关背俞穴等。

附：呃逆

呃逆是指因胃气上逆动膈所致的以气逆上冲，喉间呃呃连声，声短而频，难以自制为主要表现的病症。

【病因】由胃气上逆动膈而致。饮食不节，胃失和降，或情志不和，肝气犯胃，或正气亏虚，中气耗伤，以上皆可引起。

【表现】胃气不降，上冲咽喉，而致喉间呃呃连声，声短而频，不能自制，有声无物。

【诊断】多见于青壮年，常有情志失调或进食刺激性食物史，喉间呃呃连声，声短而频，不能自制。可行胃镜及腹部超声等检查以协助诊断。

【治疗】从膻中穴自上而下推至中脘穴，顺时针摩腹部以理气降逆，点揉颈3、4椎体旁夹脊穴以缓解膈肌痉挛。擦热背俞穴，以脾俞、胃俞、胆俞为主。

【取穴】膻中、中脘、颈部和腰部夹脊穴及相关背俞穴等。

七、癃闭

癃闭是由于肾和膀胱气化失司而导致的以排尿困难，全日总尿量明显减少，小便点滴而出，甚则闭塞不通为临床特征的一种病症。其中小便不利，尿点滴而短少，病势较缓者称为"癃"（尿潴留）；小便闭塞，尿点滴全无，病势较急者称为"闭"（无尿）。"癃"和"闭"虽有区别，但都是指排尿困难，只是轻重程度上有所不同，因此多合称为"癃闭"。

【病因】病位在膀胱，又与三焦气化失司相关。癃闭的病因性质有虚实之分。膀胱湿热，或肺热气壅，或肝郁气滞，或尿路阻塞，以致膀胱气化不利者为实证；脾气不升，或肾阳衰惫，导致膀胱气化无权者为虚证。引起癃闭的各种因素常互相关联或彼此兼夹。如肝郁气滞，可以化火伤阴；湿热久恋，又易灼伤肾阴；肺热壅盛，损津耗液严重，则水液无以下注膀胱；脾肾虚损日久，可致气虚而兼夹气滞血瘀。以上均可表现为虚实夹杂之证。

【表现】本病以排尿困难，全日总尿量明显减少，甚至小便闭塞不通，尿点滴全无为主要临床表现。起病或突然发生，或逐渐形成。一般在"癃"的阶段表现为小便不利，排尿滴沥不尽，或排尿无力，或尿流变细，或尿流突然中断，全日总尿量明显减少；在"闭"的阶段表现为小便不通，全日总尿量极少，甚至点滴全无，或小便欲解不出，小腹满胀，状如覆碗。尿闭可突然发生，亦可由"癃"逐渐发展而来。病情严重时，还可出现头晕，胸闷气促，恶心呕吐，口气秽浊，水肿，甚至烦躁，神昏。癃闭尿道无疼痛感觉。

【诊断】凡小腹胀满，小便欲解不出，触叩小腹部膀胱区有明显胀满者，为尿潴留；若全日小便总量明显减少，无尿意，无小腹胀满，触叩小腹部膀胱区亦无明显充盈征象，则多属肾功能衰竭。可行肛门指诊、B超、腹部X线、膀胱镜等检查及肾功能化验以协助诊断，明确是肾、膀胱、尿道还是前列腺等处的疾病所引起的癃闭。

【治疗】摩小腹部，按揉中脘、天枢、气海、关元、水道，配合振法加强刺激，滚、揉、摩擦腰骶部肾俞、膀胱俞、命门、腰阳关、八髎，以透热为度，按揉足三里、三阴交、太溪。

【取穴】中脘、天枢、气海、关元、水道及相关背俞穴等。

第三节　推拿治疗妇科疾病

一、痛经

痛经亦称"经行腹痛"，多发生在月经来潮期间或经行前后数日内，主要症状为小腹及腰部疼痛，重者痛而难忍，可伴有乳房胀痛、胁肋不适或面色苍白、恶心呕吐、头面部冷汗淋漓、手足厥冷等，并伴随月经周期而发作。临床上痛经分为原发性（功能性）痛经和继发性（器质性）痛经两类。

【病因】中医认为痛经是由于气血虚弱、寒湿凝滞、血热瘀结、气滞血瘀等导致气血不通，不通则痛，故发为痛经。

【表现】主要症状为周期性小腹及腰部疼痛，甚至剧痛难忍。根据分型，兼症各有不同。

（1）气血虚弱型：经前或经后小腹绵绵作痛，按之痛减，经色淡、量少，并伴有面色苍白，头晕目眩，精神倦怠，舌淡，苔薄白，脉虚细。

（2）寒湿凝滞型：经前或经期小腹冷痛，得热则痛减，经色黯、有血块，四肢不温，白带增多，经行量少，伴有腰酸背痛，畏寒便溏，舌质黯，苔白腻，脉沉紧。

（3）气滞血瘀型：经期或经前期小腹胀痛拒按，经行量少，淋沥不畅，血色紫黯，乳房胀痛，胸胁苦满，舌质红黯，有瘀斑，脉沉紧。

（4）血热瘀结型：小腹下坠疼痛，多发生在经前或经期，腹部刺痛，痛比胀重，身热或腹部发热，舌质红，苔薄黄，脉滑数。

【诊断】有经行腹痛史，小腹疼痛随月经周期而发作，可伴有面色苍白、恶心呕吐、冷汗淋漓、手足厥冷等症状。腹部超声及腹腔镜等检查可协助诊断。

【治疗】先用㨰法及拿法、揉法作用于膀胱经腰骶部肌肉紧张处与肾俞、大肠俞、八髎，然后对有腰椎棘突偏歪者施以腰椎侧位斜扳法，对有骶髂关节紊乱者施以极度屈膝屈髋复位法，再在腰骶部的督脉、膀胱经施以小鱼际擦法，最后在下腹部施以顺时针掌摩法，并点揉气海、关元、天枢、地机。气滞血瘀加点章门、期门、肝俞、膈俞、血海、三阴交；寒湿凝滞直擦背部督脉，横擦肾俞、命门，以透热为度；血热瘀结按揉血海、三阴交；气血虚弱直擦背部督脉，横擦背部，以透热为度，按揉脾俞、胃俞、足三里。

【取穴】气海、关元、天枢、地机、血海、三阴交及相关背俞穴等。
【注意】经期应避免寒凉、疲劳，保持乐观心情，重视经期卫生。

二、月经不调

月经不调系指经血色、量、质异常或经期提前、错后、先后不定期。月经周期紊乱可严重影响妇女的正常工作和生活，是妇科常见病、多发病之一。

【病因】

（1）经早：素体阳盛，喜食辛辣之品，助阳生热，或情志抑郁，肝郁化火，热蕴胞宫，血热妄行，或久病损气伤阴，阴虚内热，冲任不固，以上均可导致月经先期。

（2）经迟：素体阳虚，寒邪内生，或经行之际冒雨涉水，贪食生冷，寒邪搏于冲任，血为寒凝，经行受阻，或肝气不畅，气滞血瘀，胞脉血运不利，或病后失于调养，产孕过多，营血亏损，或饮食劳倦，脾胃两虚，生化之源不足，气衰血少，以上均可引起月经后期而至。

（3）经乱：多因肝郁、肾虚所致。肝藏血而主疏泄，若郁怒伤肝，肝气疏泄太过则月经先期，疏泄不及则月经后期。肾主封藏，若素体肾气不足，或房室不节，或孕育过多，肾失封藏，冲任损伤，血海蓄溢失调，则致月经周期紊乱。

【表现】

（1）经早：月经先期而至，甚则一月经行二次。实热者可见经血量多、色紫而黏稠，心胸烦闷，苔薄黄，脉浮数。

（2）经迟：月经周期延后。实寒者见经血量少、色黯红，小腹绞痛，得热则痛减，面青肢冷，舌苔薄白，脉沉紧。

（3）经乱：经期或先或后。肝郁者见经行不畅，胸胁、乳房、小腹胀痛，精神抑郁，胸闷不舒，善太息，脉弦。

【诊断】经血色、量、质异常或经期提前、错后、先后不定期，可行腹部超声或宫腔镜、腹腔镜等检查以协助诊断。

【治疗】于背部两侧膀胱经施用一指禅推法，重点擦热脾俞、肝俞、肾俞等处，然后于脾俞、肝俞、肾俞等穴施用按揉法。最后患者取仰卧位，施术者用双手拇指按揉患者三阴交、太冲、太溪等穴，以受术部位有紧胀感为度。随证加减：对于虚寒者，延长摩腹时间，加揉足三里；血寒者，延长振法时间，尽量使热量透入腹部；血虚者，加揉心俞、肝俞；气滞者，加揉肝俞、胆俞、阳陵泉，斜擦两胁。

【取穴】中脘、关元、足三里、三阴交、太冲、太溪及相关背俞穴等。

三、不孕

不孕是指一对夫妇在没有避孕且有正常的性生活、配偶性功能正常的情况下，一年后仍未怀孕者。推拿所治疗的不孕症主要是由女方非器质性原因引起的不孕。

【病因】中医认为不孕症可由肾阳虚、肾阴虚、肝郁、痰湿、血瘀等因素所致。

【表现】没有避孕且有正常的性生活，配偶性功能正常，一年后仍未怀孕。同时可见内分泌紊乱及月经紊乱等。

【诊断】排除器质性病变引起的不孕，如处女膜闭锁、阴道闭锁、先天性性腺发育不全等。可行腹部超声或宫腔镜、腹腔镜等检查以协助诊断。

【治疗】患者仰卧，用一指禅法推关元、气海、天枢，然后用全掌摩腹（虚证逆时针摩，实证顺时针摩，虚实不明者顺逆交替操作），按揉双侧背俞穴及足三里、血海、阴陵泉、阳陵泉、三阴交、太冲等穴以活血通经。用擦法在腰骶部反复操作，以受术部位有紧胀透热感为度。

【取穴】关元、气海、天枢、足三里、血海、三阴交、太冲及相关背俞穴等。

【注意】明确病因以对症治疗，避免寒凉、疲劳，减轻压力，保持乐观心情。

四、缺乳

产后乳汁少或完全无乳，称为缺乳。中医学又称"乳汁不行""乳汁不足"。

【病因】乳汁过少可由乳腺发育较差、产后出血过多或情绪欠佳等因素引起，感染、腹泻、便溏等也可使乳汁缺少，乳汁不能畅流亦为缺乳的原因之一。

【表现】产后乳汁少或完全无乳。

【诊断】中医认为本病有虚实之分。虚者多因气血虚弱，乳汁化源不足所致，一般以乳房柔软而无胀痛为辨证要点；实者则因肝气郁结，或气滞血凝，乳汁不行所致，一般以乳房胀硬或疼痛，或伴身热为辨证要点。

【治疗】首先以掌根由天突直推至膻中，然后以拇指点按膻中、双侧乳根、脾俞、肝俞、内关、少泽、足三里，以梳刮法梳刮双侧期门，最后拿揉双侧乳房。

【取穴】膻中、乳根、内关、少泽、足三里、期门及相关背俞穴等。

五、更年期综合征

是指妇女在从生育期向老年期过渡的阶段,因卵巢功能减退、雌激素水平下降引起植物神经功能紊乱和代谢障碍而出现的症候群。本病属中医学"脏躁"范畴。

【病因】女子至绝经年龄,肾气渐衰,天癸将竭,冲任脉虚,身体机能相对减弱,脏腑功能失调,阴阳失于平衡,而导致诸多症状产生。肾气虚衰致心肾失济是本病病机的关键。除心、肾之外,本病又与肝、脾关系密切。

【表现】月经周期紊乱,或经水淋漓不断,或绝经。同时伴有潮热汗出,心悸胸闷,高血压,头痛头昏,失眠,耳鸣,疲乏无力,多愁善感,情绪不稳,易激动。部分患者有代谢紊乱,表现为身体发胖,浮肿,便稀溏。

【诊断】潮热,月经紊乱,可见月经频发或月经稀少、不规则子宫出血、闭经等。内分泌检查显示妇女雌激素减少,促性腺激素增高。骨密度测定:骨质疏松。阴道细胞检查:雌激素水平低下。子宫内膜活检:子宫内膜萎缩。

【治疗】一指禅法推胸腹部:首先用一指禅法推膻中、期门、章门、京门、气海、关元,双手大鱼际对揉两侧颞部,然后用拇指按揉厥阴俞、膈俞、肝俞、脾俞、胃俞、肾俞、命门,最后以双手搓胁肋部。

【取穴】膻中、内关、少泽、足三里、期门及相关背俞穴等。

【注意】饮食清淡,保持良好心情。

第四节 推拿治疗儿科疾病

一、小儿肌性斜颈

小儿肌性斜颈又称先天性斜颈、原发性斜颈，民间俗称"歪脖子"，若不及时合理治疗，畸形会随年龄增加而加重，并严重影响外观形象，以至对患儿的心理及其未来的工作、婚姻都有影响。

【病因】是由产伤、胎位不正或胎儿宫内发育不良等造成患儿一侧胸锁乳突肌纤维性挛缩所致。患儿常在出生后被发现颈部一侧有梭形肿块（有的经半年左右会自行消失），患侧胸锁乳突肌逐渐挛缩紧张，突出如条索状，继而头部倾斜，其程度随年龄增加而加重。

【表现】头部向患侧歪斜，下颌转向活动受限。

【诊断】将患儿头部摆正，患侧的胸锁乳突肌张力明显大于健侧，颈椎 X 线检查可协助鉴别诊断。

【治疗】患儿取仰卧位，在患侧胸锁乳突肌处交替使用推法按摩约 20 分钟，捏拿肿物 15~20 次，于胸锁乳突肌处施剥离手法，自上而下操作 15~20 次。然后一手扶住患儿患侧肩部，一手扶住其头顶，同时用力使其头部渐渐向健侧肩部倾斜，逐渐拔伸患侧胸锁乳突肌，反复进行 4~5 次，每次 20 分钟，每日 1 次。施治时局部皮肤可涂滑石粉等介质。

【注意】拿捏时手法要有"软硬劲"，注意避开患儿的气管，牵拉旋转时宜轻柔，哭闹的孩子不要与之对抗。家长平时可用轻快柔和的手法在患处按揉放松。

二、小儿高热

小儿脏腑娇嫩，体温调节功能不完善，因而高热是儿童临床常见病症之一。

【病因】人体体温受体温调节中枢的支配，通过自主神经及各组织器官的温度感受保持体内产热和散热的平衡。由于小儿形体未充，脏腑娇嫩，对外防御能力较差，遇气候突变，寒暖失常，易被外邪所侵，再加上小儿体温调节功能不完善，受到外邪侵袭后，邪正交争，易出现发热，而且多为高热。

【表现】小儿高热，使用西药退热几小时后又重复高热。

【诊断】腋温 38～40℃。

【治疗】小儿取仰卧位，术者以双手拇指蘸取爽身粉，用双手拇指罗纹面自小儿眉心交替向上推至前额发际，开天门 50 次；向两侧眉梢分别推，推坎宫 50 次；用双手拇指或中指指端按揉小儿眉梢后太阳穴及耳后高骨各 30 次；以中指罗纹面着力，沿小儿前臂正中，自腕横纹推向肘横纹，清天河水 300 次；揉足三里 30 次，推涌泉穴 300 次，最后捏脊 5～8 次。

【注意】将室温控制在 24～28℃，手法宜轻柔，频率宜快，可使用滑石粉、爽身粉等介质以增强疗效。

三、小儿泄泻

小儿泄泻是以大便次数增多，粪质稀薄，或如水样为特征的一种小儿常见病。本病夏、秋两季多见，2 岁以下小儿发病率最高，若治疗不及时，可妨碍小儿营养摄取，影响生长发育，重症可致脱水及酸中毒等。

【病因】病因大致分为两类：一类是非感染性因素，如食量过多、喂养方法不当、喂养的时间与量没调节好、添加辅食的质和量不适宜、消化道分泌失调、牛奶或其他食物过敏等；另一类是感染因素，包括细菌感染和病毒感染，常发生于人工喂养儿。季节性感染，如秋季腹泻，以轮状病毒感染为主。中医认为小儿脏腑娇嫩，泄泻病位在脾胃和肠，其病因不外四点：感受外邪、内伤饮食、脾胃虚弱、脾肾阳虚。

【表现】腹泻，呕吐，大便次数增多，粪质稀薄，或如水样。

【诊断】泄泻，呕吐，消瘦，体重不增，不活泼，可继发营养性贫血，多种维生素缺乏，易发生其他部位感染，血液和粪便检查可协助诊断。

【治疗】

1. 疏风散寒法　摩腹2～3分钟，揉龟尾100次，推上七节骨100次，捏脊3次，配以开天门130次，推三关200次。

2. 清热化湿法　清大肠、推上七节骨、揉龟尾各100次，捏脊3次，配以揉板门、退六腑、清天河水各100次。

3. 消食导滞法　清大肠100次，摩腹2～3分钟，推上七节骨100次，揉龟尾100次，捏脊2次，配以补脾土、揉板门各100次。

4. 健脾和胃法　摩腹2～3分钟，推上七节骨、揉龟尾各100次，捏脊3次，配以补脾土100次，按揉肝俞、胃俞、足三里各100次。

【注意】手法宜轻柔，频率宜快；可配合葱姜水等作为介质；家长平时可多为小儿做脐腹部的按揉。

四、小儿疳积

疳积俗称"奶痨"，现代医学称之为"营养不良"，是儿科常见病、多发病。该病是长期消化吸收功能障碍所引起的一种慢性消耗性疾病，多见于三岁以下婴幼儿。

【病因】长期饮食不足、偏食，或仓促断奶，或消化功能不全，或经常呕吐，或患有肺结核等慢性病，或产母多胎多产，等等。

【表现】不思乳食，食而不化，体重不增，大便不调，甚至面黄肌瘦，毛发焦枯，肚大青筋暴露，精神萎靡，饮食异常，影响正常发育。

【诊断】有营养不良表现及病史。

【治疗】掐揉四横纹，清补脾经，揉板门，摩腹，揉脐，揉中脘，捏脊，按揉足三里。乳食伤脾者，加以清大肠，分推腹阴阳，推下七节骨；脾胃虚弱者，加以补脾胃，推上三关，揉脾俞、胃俞，运内八卦；体虚寒凉者，加以擦肾俞、命门。

【注意】手法宜轻柔，频率宜快；掐刺四横纹刺激量不宜过大；家长平时可多为小儿做脐腹部的按揉。

五、小儿遗尿

小儿遗尿又称夜尿症、尿床。是指3周岁以上的小儿经常发生睡梦中不自主排尿。轻者隔数夜一次，重者每夜一次或一夜数次，遗尿多发生在深夜，尿后能继续熟睡。现代医学将本病分为器质性遗尿与功能性遗尿两大类，推拿手法多用于治疗功能性遗尿。

【病因】中医认为本病多因肾气不足，膀胱寒冷，下元虚寒，或病后体质虚弱，脾肺气虚，或因不良习惯所致。目前研究表明仅少数小儿所患为尿路病变、蛲虫病、脊柱裂等所致的器质性遗尿，大多数是由于大脑皮质及皮质下中枢功能失调所致的功能性遗尿。本病常与遗传、睡眠、精神等因素及不正确的喂养方法有关。

【表现】睡中遗尿，醒后方觉，甚者一夜数次。

【诊断】有睡眠遗尿表现及病史，X线、脑电图、超声等检查可协助诊断。

【治疗】补脾土、补肾水、推三关各 300 次，揉丹田 200 次，揉龟尾 30 次，摩腹 20 分钟。较大儿童可用擦法，横擦肾俞、八髎，以热为度，再捏脊 10 次。下元虚寒者，加以补肾经 100 次，揉丹田 100 次，按揉肾俞 100 次；肺脾气虚者，加以补脾经 100 次，补肺经 100 次，推上七节骨 100 次；肝经湿热者，加以清肝经 100 次，退六腑 100 次，清小肠 100 次。

【注意】手法宜轻柔，频率宜快，刺激量不宜过大；家长白日可多为小儿做脐腹部的按揉以促进排尿，夜间睡前尽量不要给小儿喂水及流质食物。

六、小儿夜惊（夜啼）

小儿夜惊属于一种睡眠障碍，生理因素和心理因素都可能是导致夜惊出现的原因。儿童在入睡后突然坐起，尖叫，哭喊，双目睁大直视，有的还自言自语，别人却听不懂他在说什么，有的孩子会用手摸着嘴，或者到处乱指，有的孩子甚至下床行走，神情十分紧张、恐惧，而且呼吸急促，心跳加快，面色苍白，出汗，但对周遭事物毫无反应，数分钟后缓解，继续入睡，这种发作即夜惊。上述情况若经常出现，称夜惊症。

【病因】中医认为小儿是稚阴稚阳之体，天癸未盛，肾气未充，易受惊吓，加之外感六淫，内伤食积、虫积等，从而夜惊、夜哭、夜游者有之。

【表现】常见于儿童，多在入睡后 15~30 分钟出现。儿童在睡眠中突然哭喊、惊叫，两眼直视或紧闭，手足乱动，有时从床上坐起或跳至地上，表现出极大恐惧，出汗，呼吸急促，心率加快，其梦境内容往往反映过去恐惧的情感体验，摇喊下需经几分钟才能唤醒，如未被唤醒，则次日晨对发作情况不能回忆，一般发作持续20秒左右。

【诊断】有小儿夜惊病史，睡眠监测及脑电图检查可协助诊断。

【治疗】掐运小天心、清心经各100次，分阴阳100次，推大肠、揉外劳宫各100次，推上三关30次，退下六腑90次，揉中脘100次，揉涌泉100次。

【注意】小儿夜惊一般不需要药物治疗。在预防上，应注意避免儿童听、看紧张恐怖的故事和影视片。本病一般可随诱因解除或年龄增长而自愈。

七、小儿喘咳

小儿喘咳属于一种慢性气道炎症性疾病，是一种免疫性炎症，其特点是气道出现可逆性狭窄，并导致呼吸困难。临床表现为气急，咳嗽，咯痰，呼吸困难，可听到肺内哮鸣音，呼气时哮鸣音尤其明显。小儿喘咳发作时可用平喘药物缓解，也可自行缓解，其发作后可恢复正常而完全没有症状。喘咳是临床上最常见的病症之一，它属于中医内科学"感冒""咳嗽""哮病""喘病"等病症的范畴，小儿喘咳以风热喘咳者多见。

【病因】中医认为小儿脾胃薄弱，易为乳食、生冷、积热所伤，以致脾失健运，水谷不能生化精微，反酿成痰，上贮于肺，阻遏气道，使肺之清气不得宣达而发为喘咳，此即"脾为生痰之源，肺为贮痰之器"。小儿禀赋不足，素体肺脾虚弱，因外感喘咳，日久不愈，亦可耗伤气阴，出现肺虚喘咳或阴虚喘咳。

【表现】结合儿童特点辨证分为四型，各型表现如下。

（1）肺虚型：咳喘经久不已，咳而无力，痰液稀少，语声低微，面色白，动则气短，体虚多汗，舌质淡嫩，舌苔薄白，脉细无力。

（2）痰湿蕴肺型：咳声重浊，胸闷气憋，纳少，痰多色白黏稠，舌苔白腻，脉濡滑。

（3）痰热郁肺型：咳喘气粗，痰多黄稠，烦热口干，舌质红，苔黄腻，脉滑数。

（4）阴虚型：咳久痰少，咯吐不爽，痰黏或夹血丝，咽干口燥，手足心热，舌红，少苔，脉细数。

【诊断】见于体质较弱儿童，在 1 年内反复呼吸道感染达 10 次，或病程不到 1 年，但在半年内呼吸道感染达 6 次，平均每月有 1 次者。血常规和肺部 X 线检查可协助诊断。

【治疗】首先用拇、中二指夹住患儿商阳穴掐 10 次，用两拇指分别在太阳穴处揉运 30 次，然后用两拇指分别自患儿两侧耳后发际处乳突后缘下凹陷中按揉耳后高骨 50 次，再用两拇指自患儿眉心起，交替向上直推至前发际，推攒竹 50 次，最后用两拇指推坎宫，自患儿眉头向眉梢分推 50 次，以拇指沿患儿手腕直上推至曲池，推三关 100 次。

【注意】操作时手法要轻而不浮，重而不伤，刚柔相济，深透有力。

附：百日咳

百日咳又称为"顿咳""鹭鸶咳"，是由百日咳杆菌引起的急性呼吸道传染病。

【病因】由于感受时疫之邪，邪从口鼻而入，侵袭肺卫，以致肺失清肃，痰涎内阻，气机不畅，而发为本病。

【表现】阵发性、痉挛性咳嗽，伴有深长的鸡鸣样吸气性吼声，如未得到及时有效的治疗，病程可迁延数月。

【诊断】有流行病学资料与表现典型的痉咳及回声，夜间尤甚。血常规和肺部 X 线检查可协助诊断。

【治疗】以掌心至中指根的三分之二为半径逆时针画圆，逆运八卦 10 分钟，平肝 2 分钟，清肺 5 分钟，往复清板门 3 分钟，揉小天心 3 分钟，揉掌小横纹 3 分钟。

【注意】应及时就诊，进行呼吸道传染病隔离，保持室内安静、空气新鲜、温度适当，注意避免诱发痉咳的因素，进食营养丰富、易于消化的食物，注意保持水电解质平衡，注意补充各种维生素和钙剂。

第四章 康复与功能锻炼

功能锻炼属于运动疗法，可配合特殊器械操作，具有辅助治疗、促进机体功能恢复、减轻痛苦、缩短病程的积极作用。

第一节 功能锻炼的分类、作用及注意事项

一、功能锻炼的分类

1. **局部锻炼** 指导病人主动进行伤肢锻炼，使功能尽快地恢复，防止关节僵硬、筋肉萎缩。如肩关节受伤，练习耸肩与上肢前后内外摆动等；下肢损伤，练习踝关节背伸、跖屈与股四头肌的伸缩，以及髋关节与膝关节的屈伸等。

2. **全身锻炼** 指导病人按照一定的方法进行全身锻炼，可促进气血运行，尽快地恢复整体功能。全身锻炼不但可以预防、治疗疾病，还能弥补药物与按摩手法之所不及。

3. **器械锻炼** 指导病人利用一定的器械进行锻炼，以加强伤肢筋肉的力量。我国宋代医籍《医说》中介绍了用竹管锻炼膝关节及以脚踏转轴锻炼下肢关节的方法。常用的器械锻炼方法有足蹬功力车、手

拉滑车、搓转钢球等，锻炼肩关节可拉滑车，锻炼手指关节可搓转合适的钢球。锻炼的体位可分为卧位、坐位与立位。损伤早期或病人不能站立时，多采用卧位或坐位锻炼；损伤后期多采用立位锻炼，或练习步行等。伤科采用器械锻炼的方法，既有加强脊柱与四肢关节活动的作用，又有促进全身气血运行、增强体力的功效。

二、功能锻炼的作用

1. **活血化瘀，消肿止痛** 伤后瘀血凝滞，经络阻塞不通则引起疼痛和肿胀，局部与全身锻炼能起到推动气血流通、促进血液循环的作用，达到活血化瘀、消肿止痛的目的。

2. **濡养患肢关节筋络** 损伤后期，筋肉劳损，局部气血不充，筋失所养，肢体酸痛麻木，锻炼可化瘀生新，舒筋活络，使气血运行通畅，筋络得到濡养，从而使关节灵活，屈伸自如。

3. **促进骨折愈合** 功能锻炼既能化瘀生新，又能改善气血循行，有利于接骨。在夹板固定下进行锻炼，不仅能保持良好的体位，而且对骨折有轻度移位者还可以逐步矫正，使骨折愈合与功能恢复同时并进。

4. **防止肌肉萎缩** 骨折、关节脱位或严重的伤筋导致肢体废用，久之必然造成不同程度的肌肉萎缩。积极的锻炼可以减轻或防止肌肉萎缩。

5. **避免关节粘连和骨质疏松** 引起关节粘连和骨质疏松的原因有很多，但主要原因是伤肢被长期固定而缺乏活动。通过功能锻炼，可使气血通畅，增进局部营养，避免关节粘连和骨质疏松的发生。

6. **扶正祛邪，利于康复** 损伤可致全身气血虚损、脏腑不和，并能由此而致风寒湿邪乘虚侵袭。通过锻炼能调节人体整体功能，促使气血充盈。肝血肾精旺盛，筋骨劲强，则有助于扶正祛邪，有利于损伤的恢复。

三、功能锻炼的注意事项

1. 辨明伤情，估计预后。在医护人员指导下贯彻各个时期的锻炼计划，尤其对损伤严重的病人，应分期、分部位进行练习，不能死搬硬套。

2. 将锻炼的目的、意义与必要性向病人解释清楚，以充分发挥病人的主观能动性，增加其锻炼的信心和耐心。

（1）锻炼上肢的主要目的是恢复手的功能。上肢各个部位的损伤，均应注意手部各指间关节、掌指关节的早期功能锻炼，特别要保持各关节的灵活性，对手部损伤更应如此。

（2）锻炼下肢的目的是恢复负重和行走功能，要注意保持各关节的稳定性。在各组肌肉中，尤其需要有强而有力的臀大肌、股四头肌和小腿三头肌，以保持正常的行走。

（3）正确选择锻炼方法，以主动练习为主，严格遵循循序渐进的原则。每次锻炼的次数由少到多，幅度由小到大，时间由短到长，以锻炼时不加重疼痛，或稍有反应而尚能忍受为标准。一般每日 2 至 3 次，后期可适当增加。具体锻炼时间应持续多久，运动量应增加多少，以及运动方式如何变换，都应根据筋骨病损后的修复情况、治疗效果的变化及病人的自我感觉而不断调整，不能做硬性规定。在锻炼过程中，肢体会有轻度疼痛反应，疼痛一般会逐渐减轻，运动功能会逐渐恢复，但若骨折局部疼痛加剧，则应检查锻炼方法是否正确。对于下肢骨折，从开始的扶拐步行锻炼到之后的负重步行锻炼需要有一个过渡时期。若出现伤肢肿胀，可抬高伤肢休息，待肿胀消退后再继续练习负重行走，如此循环反复数十次，即能适应。

3. 防止因锻炼而加重损伤。锻炼时应思想集中，全神贯注，局部锻炼与整体锻炼相结合，必要时应用器械配合锻炼。骨折、关节脱位或伤筋早期，锻炼时应避免可致损伤的动作，防止再度损伤，影响伤处的愈合。如前臂骨折，应禁止过早的前臂旋转活动；肩关节前脱位，禁止过早的上臂外展、外旋活动；踝关节外侧急性扭伤，禁止过早的足内翻活动。

4. 锻炼过程中要适应四时气候，注意保暖，特别应注意避风寒，以防外感。陈旧伤或损伤后遗症，可在锻炼前配合中药洗敷，锻炼后做自我按摩。

第二节　功能锻炼的方法

一、颈项部功能锻炼

【方法】

1. 与项争力　抬头望天，低头看地。上身腰部不动，抬头时吸气，低头时呼气，呼吸自然，并逐渐加深。

2. 向后观瞧　头颈后转，目视后方，左、右各1次。

3. 颈项侧弯　头颈侧弯，左、右各1次。

4. 前伸探海　头颈前伸并向左、右前下方转动，目视前下方，似向海底窥探一样。转动时吸气，还原时呼气。

5. 回头望月　转动头颈并目视后上方，似望夜空明月，左、右各1次，转动时吸气，还原时呼气。头颈转动时不必向前伸出。

6. 颈部环转　头颈向左、右各环转一圈。

以上每个动作重复12至36次。

【作用】活动颈部小关节，增强颈部肌力，辅助治疗颈部扭挫伤、落枕和颈椎病引起的头颈项背部筋肉酸痛。如能配合热敷则效果更好。

二、肩部功能锻炼

【方法】

1. 幼鸟受食　屈肘提掌至胸前平肩，两掌用力下按，至两臂伸直为度。

2. 左右开弓　两足开立，与肩同宽，两掌横放目前，掌心向外，手指稍屈，肘斜向前，两掌向左右分开，前臂逐渐与地面垂直，然后双上肢屈肘，两拳放开，掌心向外。拉开时两臂平行伸开，不宜下垂，肩部稍用力，动作应缓慢，逐渐向后拉，将胸部挺起。

3. 双手托天　反掌上举，掌心向上，同时抬头，目视手指。初起可由健肢用力帮助患臂向上举起，高度逐渐增加，以病人能耐受为度。

4. 蝎子爬墙　面对墙壁或侧身站立，伤侧肘关节微屈，五指分开扶墙，伤侧手部用力缓缓向上爬，使上肢尽量抬举或外展，然后再缓缓爬回原处。

以上每个动作重复12至36次。

【作用】增强肩关节的活动能力。对肩部外伤及肩关节周围炎症引起的粘连、疼痛有防治作用。

三、肘臂部功能锻炼

【方法】

1. 屈肘挎篮　两足分开站，两手下垂。握拳，前臂向上，缓缓屈肘，渐渐伸直还原。

2. 屈肘拗腕　两足分开站立，左手叉腰，右上肢屈肘上举，右手握拳做前臂旋前动作，随后渐渐旋后，上臂尽量不动。之后改为右手叉腰，左手做同样动作。

【作用】增强上臂及前臂肌力，恢复肘关节屈伸功能及前臂旋转功能。

四、腕部功能锻炼

【方法】

1. 抓空增力　将手指尽量伸展张开，然后用力屈曲握拳，左右手交替进行。

2. 拧拳反掌　两臂向前平举时，掌心朝上，逐渐向前内侧旋转，使掌心向下，握拳过程中要有"拧"劲，如同拧毛巾一样（故称"拧拳"），还原变掌，反复进行。

3. 上翘下钩　将两手掌翘起摆成立掌的姿势，随后逐渐下垂变成钩手，动作要缓慢而有力。

【作用】能促进前臂与手腕部的血液循环，消除前臂远端的肿胀，有助于解除掌指关节风湿麻木，恢复前臂的旋转功能与掌指关节的屈伸功能。

五、腰背部功能锻炼

【方法】

1. 按摩腰眼　两手掌对搓发热以后，紧按腰部，双手掌用力向下推摩到骶尾部，然后再向上推到背部。

2. 风摆荷叶　两足分开，与肩同宽，双手叉腰，拇指在前。腰部自左向前、右、后做回旋动作，再改为自右向前、左、后回旋。两腿始终伸直,膝部勿屈,上肢伸直,两手轻轻托护腰部,回旋幅度可逐渐增大。

3. 飞燕点水　病人俯卧,头转向一侧,两腿交替向后做过伸动作,然后两腿同时做过伸动作,上身躯体向后背伸。

【作用】增强腰背部肌力,能治疗腰部酸痛,且具有固肾及舒展全身筋脉的作用。

六、腿部功能锻炼

【方法】

1. 白鹤转膝　两足正立,足跟并拢,两膝并紧,身体前俯,双膝微屈,两手轻按于膝上,目视前下方。两膝先自左向后、右、前做回旋动作,后自右向后、左、前回旋。每呼吸1次,膝部回旋1周。

2. 蹬车活动　坐在一个特制的固定练功车上做蹬车活动,或仰卧于床,屈髋屈膝,双足轮流上蹬,模拟踏自行车动作。

3. 侧卧外摆　病人侧卧位,下肢伸直,做下肢外展动作。

【作用】增强腿部肌肉力量,防止肌肉萎缩,恢复膝关节功能,治疗膝部酸痛,使下肢关节得到锻炼。

下篇 保健篇

第五章　人体保健按摩

保健按摩是运用按摩手法，以达到健身防病、消除疲劳、促进疾病康复、提高生存质量、延年益寿之目的的专业技能。专门研究与论述保健按摩基本理论、手法技能和实践应用的学科，称为保健按摩学。保健按摩学是中医推拿学新兴的分支学科，也是中医养生保健学科的重要组成部分。

保健按摩以中医基础理论为依据，注重手法技能的内涵功力，刚柔相济，在手法操作过程中将点、线、面、体结合在一起，强调经络学说的指导作用，"以气行手，以手调气"。通过规范、有效的手法刺激体表的特定部位、经络或腧穴，形成气和力的传递效应与运转机制。按照中医整体观念，注重统筹全身，突出局部，手法因人而施，因部位而异，通过动静结合、内外相应、身心共养，使经络气血运行通畅，肌肤濡润，筋骨柔顺，脏腑充实，精神充沛，以维持阴阳动态平衡。也就是说，保健按摩是从整体上调整人体生理功能，增强人体的自然抗病能力，以达到使人健康长寿的目的。

第一节　头面部保健按摩

头为诸阳之会，手三阳经、足三阳经六条经脉以及任督二脉均循行会聚于头面部，而临床常用穴位多分布在这些经脉上，所以当头部感受各种内外邪，或当人完成超过一定限度的工作之后，头部常会出现许多不适症状，如头痛、眩晕、耳鸣等。通过按摩，能疏通头面部经脉气血，改善头部血液循环，起到补气活血、升提阳气、振奋精神、清脑明目、祛皱防衰的作用。头面部保健按摩不仅能防治头面部眼、耳、鼻、口的疾病，而且对全身性疾病如高血压、低血压引起的头昏目眩等均具有一定的防治作用，同时也是面部美容的有效方法，因而被广泛运用。

一、穴位保健法

1. 揉睛明

【方法】双目轻闭，用两手中指指端分别按于同侧睛明穴上，轻轻揉动，顺、逆时针各揉10次。

【作用】缓解视力疲劳，防治迎风流泪、泪少目涩等。

2. 揉印堂

【方法】以一手拇指指端轻轻按于印堂穴上，其余四指自然向上，以拇指指端点揉印堂穴，顺、逆时针各揉20次。

【作用】缓解疲劳，消除紧张焦虑情绪，防治头痛、神昏、失眠、嗜睡等。

3. 揉太阳

【方法】以两手拇指或食、中二指罗纹面直接按在两侧太阳穴上，自后向前揉动为补法，反之为泻法，辨证操作 20 次。

【作用】可用于防治头昏目胀、视物不清、偏头掣痛、暑热头目烦疼及口眼歪斜等。

4. 揉迎香

【方法】以两手中指或食指罗纹面分别按于同侧迎香穴上，轻轻揉动 20 次，然后再以两手指沿鼻旁两侧上下往复推抹 20 次。

【作用】预防感冒，或用于防治慢性、过敏性鼻炎及泪囊分泌不畅等。

5. 揉颊车

【方法】用两手食指或中指指端分别按于两侧颊车穴上，同时向内或向外边按边揉 20 次。

【作用】促进唾液分泌，帮助消化，纠正中风口舌㖞斜，防治口齿疾病及下颌关节炎等。

6. 揉推地仓

【方法】用两手食指或中指指端同时从承浆穴沿下唇边分推至口角地仓穴，按摩 20 次后，再从地仓穴沿上唇合推至人中穴。

【作用】防治口齿疾病、面神经麻痹，纠正口舌㖞斜、口周流涎，促进唾液分泌，消斑纹，美容。

7. 揉推听宫、翳风

【方法】双手以中指指面按于耳前听宫穴上，以食指指面按于耳后翳风穴上，同时由轻渐重旋转揉动 20 次，随后再以食、中指分别沿两耳前、后缘上下来回推擦 20 次。

【作用】防治听力减退、耳鸣耳聋及下颌关节功能障碍所致的张口困难。

8. 揉百会

【方法】双手以食、中指指面附于百会穴上，向左、右各旋转揉动30次。

【作用】可用于防治失眠健忘、头昏目眩、鼻塞耳鸣及脱肛、子宫下垂、遗精、滑胎、腰脊酸软无力等。

二、揉推前额法

【方法】首先以双手拇指罗纹面自印堂穴交替揉至前发际处，时间约1分钟。操作时力量宜轻，速度宜快。然后以两手拇指末节桡侧自前额中部向两旁推至太阳穴，并在太阳穴处稍行点揉，时间为2分钟。分推时力量可以稍重，速度不宜太快，点太阳穴时力量应稍重，以患者自感局部有酸胀感为最佳。

【作用】可用于防治头痛、头昏眼花、失眠多梦、迎风流泪、鼻涕干堵及额颜少泽、皱纹较多等。

三、推按眼周法

【方法】首先以两手拇指末节桡侧分别自印堂推向攒竹、鱼腰、丝竹空、太阳等穴，然后从内眼角经承泣推向瞳子髎，如此反复操作10次。

【作用】可用于防治视力疲劳、弱视、夜盲、色盲、目眩及眼睑松弛下垂、泪道不通、迎风流泪、泪少目涩等。

四、揉捏耳郭法

【方法】以两手拇指和食指自上而下揉捻两侧耳郭，至耳郭发红发热。揉捻时力量可稍重，以耳郭有微痛感为最佳。

【作用】可用于防治头晕神昏、耳聋、耳鸣、听力减退等。

五、梳头栉发法

【方法】两手五指屈曲并分开，从前至后做梳理头发的动作，时间大约为3分钟。本法操作时，指头应直接接触皮肤，梳理时以头部两侧为主，头顶为辅。

【作用】可用于头晕神昏、头痛、心慌心悸、恶心、耳鸣等，具有防治脑血管疾病及老年性痴呆（阿尔茨海默病）的作用。

六、头面整体自我按摩法

1. **挤按百会** 两手中指指腹附着于头顶百会穴，对称挤按，至得气有酸胀感扩散至头顶部后，再操作约1分钟。

2. **抓拿头顶** 双手十指指端用力抓拿头顶，由前向后移，操作约1分钟。

3. **屈指按头** 两手五指近端指间关节屈曲，由同侧发际向后向上用五指用力按压，至得气有酸胀感后再移动，重复3~5次。

4. **分抹前额** 四指并拢，指向上，由前额正中向两旁抹至鬓角发际，操作30次。

5. **按揉前额** 两手中指、无名指从前额正中向两旁按揉，轻轻挤压太阳穴15次。

6. **揉捏眉毛** 拇指和食指上下夹住眉毛处肌肉揉捏15次。

7. **捏印堂** 拇指和食指上下捏印堂穴15次。

8. **点按攒竹** 屈肘置桌上，两手半握拳，拇指伸开，拇指指端附于攒竹穴，向后方用力按压，待穴周围至眼区得气有酸胀感，操作约1

分钟。

9. **按目四眦** 双手食、中二指按压两眼内外眼角1分钟。

10. **轮刮眼眶** 闭眼，两手拇指按住太阳穴，食指屈曲，于桡侧面从内眼角分别沿上、下眼眶轻刮至外眼角15次。

11. **按揉太阳** 两手拇指指腹附于太阳穴，加压按揉，使得气有酸胀感扩散至头两侧。

12. **指揉耳道** 中指置耳内，揉动30次。

13. **搓揉耳郭** 两掌按于左右耳郭，回旋搓揉1分钟。

14. **推擦耳郭** 两掌横置向后推，回擦将耳郭卷起，操作10~15次。

15. **捏揉耳垂** 拇、食二指捏揉耳垂，同时带动耳郭向下牵拉。

16. **直擦鼻梁** 两手中指指腹上下擦鼻梁两侧，从攒竹至迎香，操作30次。

17. **按揉迎香** 指腹轻轻按揉迎香穴30次。

18. **按揉水沟** 按揉水沟（人中）穴30次。

19. **按揉风池** 取坐位，大拇指指端附于颈后风池穴，逐渐向前上方按压，待穴区得气有酸胀感时，再向内做环形揉动动作，至酸胀感传至前额眼区为止。

20. **叩击项部** 单手掌尺侧轻轻剁击项部，上下移动30次，左右互换。或空拳叩击。

21. **挤捏项部** 单手小鱼际与四指相对挤捏项部肌肉，左右换手。仰卧位更省力。

第二节 颈肩部保健按摩

颈肩部是日常活动较多的部位，尤其对于伏案工作人群，颈肩部是最容易造成劳损的部位。颈肩部主要分布有督脉、手三阳经和足太阳经，通过对分布在这些经脉上的腧穴进行按摩，可起到放松颈肩部肌肉、缓解疲劳、预防颈椎病与肩周炎等关节疾病的作用。

一、穴位保健法

1. 揉擦大椎

【方法】以一手拇指指面附于受术者大椎穴，余四指搭于其肩上，按揉大椎穴20次后，以掌根部擦大椎穴，左右手交替，以透热为度。

【作用】可清热除烦，防治感冒、肩背冷痛、四肢发凉与颈椎病。

2. 拿肩井

【方法】以一手拇指与食、中指相对用力，拿于受术者肩井穴前后，一松一紧地向上提拿5~10次，双手交替操作于两肩。

【作用】可用于肩背僵硬酸痛、肩臂抬举无力、颈椎病及习惯性落枕的防治。

【注意】因刺激较强，体虚者及孕妇禁用。

3. 点按风池

【方法】以一手扶住受术者头顶，另一手拇指与食、中指分别置于其两侧风池穴，先向下按，再向内上方用力点按风池穴。也可以拿两侧风池穴，以局部产生酸胀感为度。

【作用】具有疏风清热、醒脑开窍、舒筋活络之效，用于感冒、肩背僵痛、落枕及颈椎病的防治。

4. 点揉天宗、肩贞

【方法】以两手拇指分别点揉、弹拨受术者两侧天宗穴、肩贞穴。点揉天宗穴时宜自下向上用力；点揉肩贞穴时，一手固定肩部，另一手以拇指点揉，应自外下向内上方用力。

【作用】可缓解肩背僵硬酸痛、上臂抬举无力，常用于防治肩周炎及颈椎病。

二、拿头夹肌法

【方法】用拇指与其余四指捏拿受术者颈部两侧的头夹肌和斜方肌上部，时间为2分钟。操作时应使捏拿产生的力量作用在肌肉层，捏拿顺序应从上到下。

【作用】可松弛颈肩部肌肉、缓解疲劳，常用于防治颈椎病。

三、揉拨肩胛提肌法

【方法】以两手拇指分别揉拨受术者两侧肩胛提肌的止点，即肩胛骨的内上角，操作时间为3分钟。

【作用】对缓解颈肩部劳损及防治颈椎病、颈肩综合征等都具有良好效果。

第三节　胸腹部保健按摩

胸腹部保健按摩主要是通过一定的手法施术于胸腹部，起到调节脏腑功能的作用。按摩胸腹部，能增强心、肺、脾、肾等脏腑之功能，对呼吸系统、消化系统的一些常见病症和冠心病，以及妇女带下、月经不调，男子遗精、阳痿等，均具有一定的预防和治疗作用。

一、穴位保健法

1. 揉膻中

【方法】以一手大鱼际或掌根部附于受术者膻中穴上，旋转揉动

20 次，双手交替操作，操作时力度宜轻，速度宜快。

【作用】可宽胸理气、宁心安神，用于防治情志不调、善太息、心悸不宁、失眠多梦、咽窒泛恶以及肺心病所致的喘促气短等症。

2. 揉摩中脘、天枢

【方法】以一手附于受术者中脘穴上，顺、逆时针行环形揉摩各 30 次，再以两手中指指面同时按于两侧天枢穴，先按后揉，按时发力轻重交替，反复操作 5 次，然后以大鱼际在该穴位上旋揉。

【作用】可用于食后腹部饱胀不适、嗳气吞酸、呕恶纳差等，凡胃功能紊乱、慢性胃炎、胃溃疡的防治与康复均宜，还可配合应用于消渴、肥胖、心慌失眠、月经不调等。

3. 揉章门

【方法】以两手大鱼际分别附于受术者同侧章门穴，先向腹中线方向轻轻揉动 20 次，然后以两手掌贴于该穴，向肚脐方向往返斜擦，以透热为度。

【作用】可用于防治胸胁胀痛不舒及慢性肝炎、胆囊炎、胆结石等，也可用于早期肝硬化之康复。

4. 揉气海、关元

【方法】操作时两手掌重叠，以掌心贴于受术者脐下气海穴或关元穴上，先按顺时针方向，后按逆时针方向，各揉动 30 次，以局部透热为度。

【作用】可用于防治脘胀纳差、腹泻肠鸣、不孕不育、性功能衰退、遗尿或小便不爽，还可配合应用于消渴、肥胖、浮肿及甲状腺功能减退等内分泌疾病。

二、开胸顺气法

【方法】站于床边,两手五指分开并屈曲,沿受术者肋间隙自胸前正中线向两边分推 5 遍。操作时应做到轻快柔和,自然流畅。

【作用】可宽胸理气,用于防治情志不调、心悸不宁、失眠多梦等。

三、推腹部法

【方法】以两手拇指和大鱼际从受术者腹部正中线沿肋弓向两侧分推,时间大约 1 分钟。分推的力量要适中,速度不宜太快。

【作用】可用于防治脘胀纳差、肠鸣泄泻、胸胁胀痛不舒等。

四、振颤小腹法

【方法】以一掌施振法于受术者小腹部,上下快速颤抖,时间为 2 分钟,双手交替操作。

【作用】可用于防治肠积便秘、遗尿或小便不爽、性功能衰退、肥胖症等。

第四节 腰背部保健按摩

腰背部是保持人体直立的主要承重部位。人们在日常生活和工作中,腰背部肌肉绝大部分时间处于紧张状态,这就导致该处肌肉容易发生劳损。腰背部常用穴主要分布在督脉和膀胱经上,按揉之可增强腰背肌力量,缓解紧张疲劳。又因五脏六腑皆有相应的背俞穴,按揉背俞穴可起到调节脏腑功能、预防脏腑疾病的作用。

一、穴位保健法

1. 揉肺俞

【方法】两手轮流按揉两侧肺俞穴,向脊柱方向旋转。

【作用】可用于感冒、喘咳及鼻咽炎的防治。

2. 推擦脾俞、胃俞

【方法】两手握空拳,以拳背附于脾俞穴、胃俞穴上,局部按揉或上下往复推擦,以局部透热为度。

【作用】调节脾胃功能,改善营养,提高免疫力,可用于各种脾胃病及营养不良的防治。

3. 按擦命门

【方法】两手反叉腰,两中指相接,以指尖同时点按命门穴,由轻渐重地点按20次,然后再以两手握空拳,以手背轮流附于命门穴上横擦,以局部透热为度。

【作用】可用于腰膝酸痛、腰肌劳损、泌尿系统疾病及不孕不育的防治。

二、弹拨腰背肌法

【方法】以一手拇指横纹附于受术者腰背肌上,另一手按压于该拇指上,着力左右拨动腰背肌3分钟,拨动时应由上向下依次弹拨,以中等刺激量为宜。

【作用】具有缓解腰背肌紧张疲劳、松弛肌肉之效,可用于腰肌劳损、腰椎间盘病变的防治。

三、揉弹髂腰角法

【方法】术者以两手拇指重叠按揉或弹拨受术者髂腰角（髂骨与腰骶椎形成的夹角，此处为劳损易发部位），每侧按揉2分钟，弹拨的方向宜从外上到内下。

【作用】具有舒筋通络之效，可用于腰肌劳损、腰椎间盘病变的防治。

第五节 四肢保健按摩

按摩肢体能缓解疲劳，改善运动功能，加强末梢循环。同时，因上肢穴位多对应头面及心、肺，下肢穴位多对应脾、肝、肾，刺激相应腧穴可调理五脏功能。

一、穴位保健法

1. 按内关

【方法】以一手拇指按于内关穴上，食指按在外关穴上，先用拇指按揉20次，再以拇指与食指相对用力对拿5次。

【作用】可用于心悸心慌、神疲失眠、恶心呕吐的防治。

2. 按合谷

【方法】以一手拇指按于合谷穴上，食指按在大鱼际对应位置，先用拇指按揉20次，再以拇指与食指相对用力对拿5次。

【作用】可用于头痛、牙痛、鼻塞等头面部疾患的防治，同时可增强机体免疫力，预防感冒。

3. 掐揉少商

【方法】以一手拇指指甲尖对准少商穴，先掐5次，后揉20次。

【作用】可用于气喘咳嗽、咽喉肿痛、声音嘶哑的防治。

4. 按揉足三里

【方法】以两手拇指按于同侧足三里穴上，其余四指附于小腿后侧，用拇指指面在该穴位上按揉30次。

【作用】调理脾胃功能，调节内分泌，增强免疫力，养生抗衰。

5. 按揉三阴交

【方法】以一手拇指按于三阴交穴上，中指附于小腿外侧，用拇指边按边揉20次。按揉后，以拇指与中指相对用力拿捏5次。

【作用】对消化不良、妇女月经不调与痛经及男子遗精、阳痿等均适用，还可用于冠心病、中风的预防及中风后遗症的康复。

6. 按揉丰隆

【方法】两手拇指指面同时按于同侧丰隆穴上，边按边揉20次。

【作用】可用于支气管炎、支气管哮喘、神经衰弱、高血压等疾病的防治。

7. 按揉光明

【方法】两手拇指指面同时按于同侧光明穴上，边按边揉20次。

【作用】可用于目痛、夜盲、视力减退、下肢痿痹、膝痛等病症的防治。

8. 掐揉太冲

【方法】以两手拇指按于同侧太冲穴上，点按或以指甲轻掐5下，再按揉20次。

【作用】可用于头面诸疾及肝胆系统疾病的防治。

9. 擦涌泉

【方法】一手握住足趾，一手以掌心贴于涌泉穴进行往复摩擦，以足心透热为度。

【作用】具有强筋健骨、养心安神之效,可用于头痛、失眠、足痛、便秘的防治。

二、上肢复合保健法

【方法】术者以单掌在受术者上肢部拿揉,由肩部做到手部,先内侧操作,后外侧操作。然后以双掌或空拳由肩部到手部往返拍打,双掌相对,往返舒搓上肢数遍,并牵抖上肢,待肌肉放松后,行肩、肘、腕部外展、内收、旋转等活动,最后以双手拇指从受术者掌根向其手指方向分推掌心5次,以食、中二指快速拔伸其五指。

【作用】缓解上肢疲劳,改善上肢运动功能,防治上肢骨关节疾病。

三、下肢复合保健法

【方法】以拇指与其余四指在受术者下肢的后侧、外侧、内侧拿揉,待其下肢后侧肌肉初步放松后,用掌于下肢后侧自下而上推动3次,再用两手空拳在该部位有节律地上下往复叩击3次,最后用拇指和食、中二指依次揉捻其足趾。

【作用】缓解下肢疲劳,改善下肢运动功能,防治下肢骨关节疾病。

第六节 耳部保健按摩

耳是人体重要的听觉器官,它和全身经络及五脏六腑均有密切关系,主要表现为耳部存在与脏腑病变相应的反应点和治疗点,即耳部反射区(图5-1)。中医认为,肾主藏精,开窍于耳,通过经常按摩耳朵可以达到健肾壮腰、增强听觉、清脑醒神、养身延年、养生防病的功效。

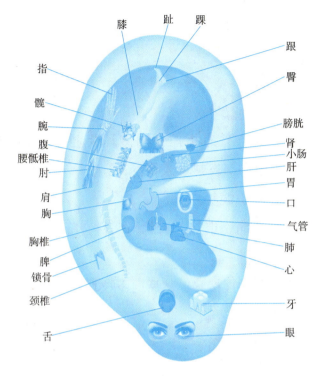

图 5-1 耳部反射区

一、耳部色质与疾病的相关性

在中医全息学中,耳部被看作是机体整体信息在局部的投影,其形似倒置的胎儿。耳部通过经络与五脏六腑、四肢百骸相关联,对耳部颜色、光泽、形态等进行分析,有助于疾病的诊治。

(1) 耳色红润,耳朵厚大:为肾气充足的表现。

(2) 耳色淡白,局部血管充盈扩张,条段样变:见于外感风寒,阳气不足,或咳嗽气喘、冠心病等呼吸、循环系统疾患。

(3) 耳色红,局部肿痛:为肝火旺盛或风热上扰的表现,可见于中耳炎及肝胆类疾病。

(4) 耳郭干枯焦黑,耳薄而小:主肾气亏虚,阴液耗伤,多见于糖尿病、传染病等消耗性疾病后期。

二、反射区保健按摩法

1. 提拉耳尖

【方法】以双手拇、食二指捏住同侧耳朵上部，先揉捏，再往上提揪耳尖15次，直至局部发热、发烫。

【反射区】踝、膝、髋等。

【作用】镇静，止痛，退热，清脑，明目，降压。

2. 下拉耳垂

【方法】先将耳垂揉捏搓热，然后向下拉耳垂15次，直至局部有透热感。

【反射区】眼、舌、牙等。

【作用】防治头晕、眼花、耳鸣、痤疮、黄褐斑。

3. 上下按摩耳轮

【方法】用拇、食二指沿耳轮上下来回按压、揉捏，使局部有透热感。然后向外轻拉耳朵15次。

【反射区】颈椎、胸椎、腰骶椎、肩、肘等。

【作用】防治头痛、头晕、颈肩痛、腰腿痛。

4. 按压耳甲

【方法】按压外耳道口边上的凹陷处15次，然后按压上方凹陷处，同样来回摩擦按压15次，均以局部透热为度。

【反射区】心、肺、气管、脾、胃、肝、小肠、膀胱等。

【作用】防治脏腑疾病。

三、其他保健手法

1. 鸣天鼓

【方法】两手掌分别紧贴于两侧耳部,掌心将耳孔盖严,用拇指和小指固定,其余三指一起或分指交错叩击头后枕骨部,即脑户、风府、哑门三穴,可闻及耳中"咚咚"鸣响如击鼓。

【作用】提神醒脑,宁眩聪耳。

2. 拔双耳

【方法】两食指伸直,分别伸入两耳孔,旋转180°,反复3次后,立即拔出,可闻及耳中"啪啪"鸣响,一般操作3次即可。

【作用】强听健脑。

3. 推耳后

【方法】以两手中指指面分别置于两耳后,沿翳风、瘛脉、耳壳后、颅息上下往返各推擦20次,以局部透热为度。

【作用】滋肾养肝,美容,降血压。

第七节　手部保健按摩

手部是人们工作生活中使用最频繁与最依赖的部位,是身体日常活动必不可少的部分,除此之外,手部还是手三阴经与手三阳经的交会点,它和全身经络及五脏六腑均有密切联系。通过对手部穴位及功能反射区进行按摩,不仅能够防病治病,还可养生保健,延年益寿。常用手部保健反射区见图5-2。

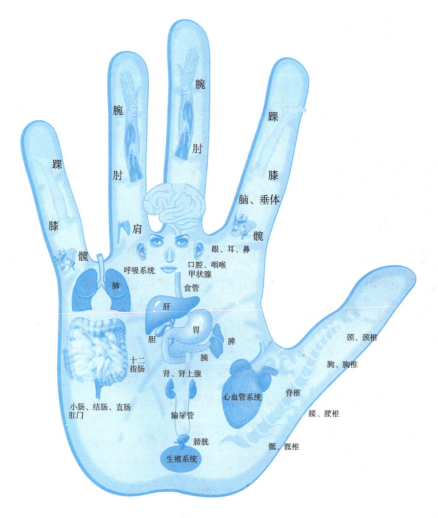

图 5-2 手部保健反射区

一、指甲色质与疾病的相关性

1. 甲半月（甲床）颜色

（1）乳白色：为正常色泽。

（2）灰色：提示精力弱，易出现贫血、疲倦、乏力。

（3）粉红：提示脏腑功能下降，体力消耗过大，多见于糖尿病、甲亢等疾病。

（4）紫色：多见于心脑血管血液循环不良，供血、供氧不足，易出现头晕、头痛或动脉硬化。

（5）黑色：多见于严重的心脏病、肿瘤或长期服药者。

2. 甲床面积

（1）占指甲1/5：为正常面积。

（2）小于指甲1/5：表示精力不足，肠胃吸收功能差。若甲半月突然晦暗、缩小、消失，应早期预防一些消耗性疾病，如肿瘤、出血等。熬夜、性生活过多时，甲半月也可能会消失，并且很难再长出来。

（3）大于指甲1/5：多为心肌肥大，易患心脑血管疾病及高血压、中风等。

3. 甲质

（1）色泽发暗，有多条竖线分布：这是体内水分不足的表现，该手指对应的体内器官和组织功能多不足。

（2）色泽发暗，凹凸不平，有多条横线分布：这是贫血及营养不良的体现，或者数月前曾有身体不佳。

（3）出现斑点：白色斑点提示缺锌、体内有寄生虫或神经衰弱；黄色斑点提示消化系统疾病；黑色斑点提示营养不良或胃部病变。

二、脏腑疾病在指端的反应点

手三阴经和手三阳经在五指指端均有对应穴位，若这些穴位出现麻木感，或点压这些穴位时出现异常疼痛，代表相应脏腑可能会出现问题。

少商：位于手拇指末节桡（外）侧，距指甲根角0.1寸，归属于手太阴肺经。本穴与呼吸系统密切相关，当肺有疾患时，此穴位可出现压痛或感觉异常。

商阳：在手食指末节桡（外）侧，距指甲根角0.1寸，归属于手阳明大肠经。本穴与肠道排泄功能密切相关，当大肠有疾患时，此穴位可出现压痛或感觉异常。

中冲：在手中指末节尖端中央，归属于手厥阴心包经。本穴与心血管系统密切相关，当心脏有疾患时，此穴位可出现压痛或感觉异常。

关冲：在手环指末节尺（内）侧，距指甲根角0.1寸，归属于手少阳三焦经，与内分泌及淋巴系统密切相关，若三焦失常，此穴位可出现压痛或感觉异常。

少泽、少冲：两穴分别在小指末节尺（内）、桡（外）两侧，距指甲根角0.1寸，两穴分别归属于手太阳小肠经与手少阴心经，与小肠及心血管系统密切相关，当小肠及心脏有疾患时，此穴位可出现压痛或感觉异常。

三、手部按摩防治常见病

1. 感冒 按压拇指少商穴、食指第2掌指关节前的二间穴、腕掌横纹桡侧端太渊穴及胸腔呼吸区。

2. 头痛 全头痛可按压大陵穴，前额头痛按压头顶点，枕部头痛刺激后头点，偏头痛刺激偏头点，最后按摩拇指和手掌连接部的颈部反射点。

3. 视疲劳（眼充血等） 在手部劳宫穴旋摩并向中指、环指分推，配合指压手背眼点，刺激鱼际、商阳、大陵等穴。

4. 老花眼 按压老眼点及养老穴，每日早晚各20次。

5. 耳鸣 按摩少府穴及手背与之相对应处，同时配合肾穴、前谷、关冲、阳谷四穴按压治疗。

6. 鼻炎 刺激合谷穴及合谷穴旁的鼻痛点，外加太渊穴、肺穴、大肠穴。

7. **鼻塞** 自上而下转圈按摩除拇指外的其余四指，可放松鼻黏膜。

8. **失眠** 轻揉手掌区与心包区，配合按压中冲、少泽、大陵等穴。

9. **高血压** 手按阳溪、合谷等穴，可防治高血压。

10. **胃脘痛** 强刺激掌面胃肠点及手背落零五。

11. **腰痛** 按压手背脊腿反射区及坐骨神经点，对腰痛具有特效。

12. **晕车** 按压手心反射区，揉关冲、神门等穴。

四、健手歌诀

常揉拇指健大脑，常揉食指胃肠好。
常揉中指能强心，常揉环指肝平安。
常揉小指壮双肾，十指对力强心脏。
双手对插头脑清，旋转关节通经脉。
反掌伸展松筋骨，揉揉十指祛头痛。
按摩四关行气血，摇肩转膊松颈椎。
甲角切切精神爽。

第八节　足部保健按摩

足部是人体经络循行中不可分割的重要部分，中医学早就有"上病取下，百病治足"之说，即全身许多疾病可以从足而治愈。人体的许多器官在脚上有相应的反射区（特定穴），运用按摩手法刺激这些反射区（特定穴），可调节神经反射，改善血液循环，调理内分泌，加速新陈代谢，使身体机能得到调整，提高自身免疫功能，从而达到防病治病、保健强身的作用。常用足部保健反射区见图5-3。

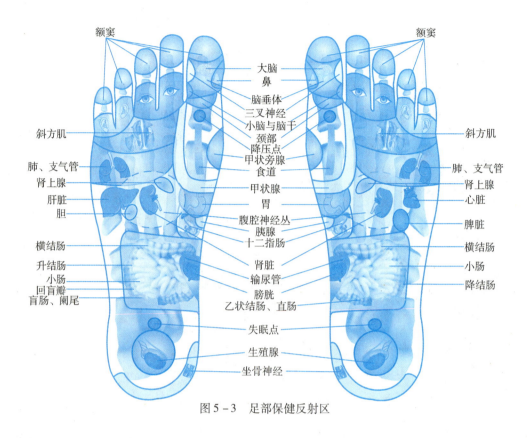

图 5-3　足部保健反射区

一、足部反射区按摩的要求

1. 足部反射区的按摩顺序：先按左脚，再按右脚。在足部操作顺序依次为足底、足内侧、足外侧、足背。

2. 足部反射区按摩的时间要求：每只脚要求按摩 25 分钟，每个反射区要求按摩 3~5 次，其中肾脏、肾上腺、输尿管、膀胱不得少于 5 分钟，以强化泌尿功能，从而把体内有毒物质排出体外。有病症的反射区可增加到 10~20 次。一般正常人的按摩频次最好是每周 2~3 次。

3. 足部反射区的按摩强度应根据受术者的承受力而定，对敏感性较强的反射区，按摩力度不宜过大，使其稍有痛感即可。

二、足部反射区按摩的注意事项

1. 饭后、沐浴后一小时内不可按摩；空腹、过度饥饿时不宜按摩。

2. 在按摩后半小时内需喝 500mL 温开水，有严重肾病的患者喝水不宜超过 150mL。

3. 按摩时受术部位需涂抹适量的按摩油，以免损伤皮肤。

4. 按摩结束后，术者必须用热水洗手，洗手不得少于 4 次，受术者的脚部必须注意保暖。

5. 在经期、妊娠期不宜做足底按摩。

三、足部整体保健操作法

1. 预备式　（1）抚摸揉搓全脚 3~5 次；（2）轻揉快速扭五足趾 10 次；（3）前后搓揉脚底板 10 次。

2. 捏拇趾　以拇指指端依次按压揉捏足大趾上的反射区，顺序为大脑、脑垂体、额窦、小脑、三叉神经反射区，按顺序操作 5 次。

3. 擦按足底　（1）用掌部擦足底，以透热为度；（2）以拇指指端或指间关节按压足底反射区，重点操作于足心的泌尿反射区和足根的生殖反射区。

4. 按揉足内侧　自足内侧鼻反射区至足跟部，依次用拇指指腹按揉、旋推。因此处皮肉较薄，应避免高强度操作。

5. 捻五趾　（1）以拇、食二指指腹逐个按压揉捏足五趾；（2）抓住两趾间的足趾叉行推拉式按摩。

6. 整理动作　（1）依次轻拿五趾进行抖动；（2）抬高腿部，握住足踝进行轻抖；（3）顺、逆时针轻旋足踝；（4）抚摸揉搓全脚 3~5 次。

四、足疗防治常见病

1. **消化不良**　按摩胃、胰腺、小肠、脾脏等反射区。

2. **营养不良**　按摩胃、小肠、肝脏、胆等反射区。

3. **牙痛**　按摩消化系统各反射区。

4. **胃痛、胃溃疡**　按摩肾脏、输尿管、膀胱、胃、十二指肠、小肠、腹腔神经丛、胰腺等反射区。

5. **糖尿病**　按摩肾脏、输尿管、膀胱、胃、小肠、胰腺、心脏、肝脏、肾上腺、甲状旁腺及内侧坐骨神经反射区。

6. **便秘**　按摩肾脏、输尿管、膀胱、甲状旁腺、胃、直肠等反射区。

7. **感冒**　按摩肾脏、输尿管、膀胱、支气管、肺、鼻、甲状旁腺、肾上腺等反射区。

8. **咳嗽**　按摩肾脏、输尿管、膀胱、肺、支气管、鼻、甲状旁腺、肾上腺等反射区。

9. **高血压**　按摩肾脏、输尿管、膀胱、头部（大脑、小脑区域）、眼、心脏、胃、脑垂体、甲状腺、肾上腺、生殖腺等反射区。

10. **更年期综合征**　按摩头部（大脑、小脑区域）、脑垂体、生殖腺、甲状腺、肾上腺、甲状旁腺、腹腔神经丛等反射区。

11. **阳痿**　按摩肾脏、输尿管、膀胱、脑垂体、头部（大脑、小脑区域）、肾上腺、甲状腺等反射区。

12. **不孕**　按摩肾脏、输尿管、膀胱、脑垂体、甲状腺、甲状旁腺、肾上腺等反射区。

13. **失眠**　按摩肾脏、输尿管、膀胱、脑垂体、头部（大脑、小脑区域）、甲状腺、肝脏、胃、心脏、腹腔神经丛等反射区。

14. **头痛**　按摩头部（大脑、小脑区域）、鼻、腹腔神经丛、胃、脑垂体、甲状腺等反射区。

15. **疲劳**　按摩肾脏、输尿管、膀胱、脑垂体、甲状腺、甲状旁腺、三叉神经、肾上腺、生殖腺、脾脏、心脏等反射区。

五、健足歌诀

检查心脏三部曲，先轻后重有次序。

排泄两点加一线，开始结束各三遍。

脚趾头，多揉揉，头痛失眠不用愁。

二三趾间是眼睛，四五趾间是耳朵，左脚管右，右管左。

肺部刮横线，气管刮竖线，消炎止咳肾上腺。

消化三点成一线，小肠刮到一大片，大肠围着小肠转。

妇科注意三大片，内侧子宫外卵巢，足背中央是乳腺。

如有前列腺肥大，每天按摩内踝下。

脊椎足弓一条线，从前向后推三遍。

肩、肘、膝在外沿，每次按摩用拳尖。

坐骨神经痛，刮按后跟得轻松。

抗癌生力军，脾脏加胸腺，加强淋巴腺，少吃消炎片。

熟记足底歌，得到好处多。

第六章　传统导引养生法与养生祛病歌诀

第一节　传统导引养生法

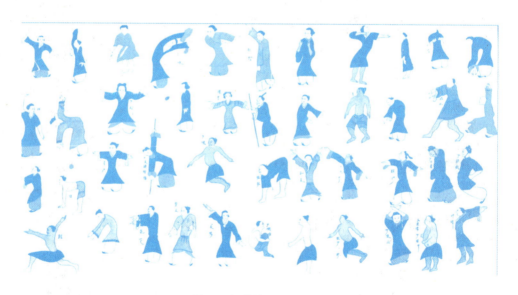

图 6-1　传统导引养生法

传统导引养生法（图 6-1）在我国已流传了 2000 多年，具有调节神经功能、促进血液循环、提高机体抗病能力、舒筋活络、消炎散瘀止痛、祛病强身、延年益寿的作用。

一、常用导引保健法

1. 浴头 两手掌心按住前额,稍用力擦到下额部,再翻向头后两耳上,轻轻擦过头顶,还复到前额,这算1次,共擦10次。接着,用指肚均匀轻揉整个头部的发根10次。能调和百脉,使气血不衰、面色红润,减少皱纹。

2. 叩攒竹 拇指指间关节屈曲,左右交替叩击双侧攒竹穴(位于眉头凹陷中),每穴15~20次,用力以微感不适为度。有消除额痛、眼胀及恢复视力疲劳的作用。

3. 旋眼睛 端坐,两眼向左旋转5次,然后向前注视片刻,再向右旋转5次,前视片刻。对保护视力极有好处。

4. 点睛明 以两食指分别点按双侧睛明穴(内眼角上方0.1寸处)15~30秒,以微感不适为度。有止眼痛和明目的作用。

5. 揉眼皮 以两手拇指轻按于双侧眼皮上,然后旋转揉动,顺、逆时针各揉20次。有消除眼痛和明目的作用。

6. 按太阳 用两手食指指端分别压在双侧太阳穴上旋转,顺、逆时针各按揉10~15次。有止痛醒脑的作用。

7. 叩牙齿 口轻闭,上下牙齿相互轻叩20~30次。有防止牙齿松动脱落及促进消化的作用。

8. 摩鼻背 以拇指指背用力摩擦双侧鼻背至局部发热。有助于通气,预防感冒。

9. 干洗面 两手各自五指并拢,由额向下摩搓面部20~30次。有醒脑、降压的作用。

10. 假梳头 两手指尖接触头皮,从额到后枕、从头顶到颞侧做梳头动作,以头部有热感为度。有醒目、止痛、降血压的作用。

11. 鸣天鼓 两手掌心紧按两耳孔，两手中间三指轻击后枕部10次，然后掌心掩按耳孔，手指轻按后枕部不动，再突然抬离，接连开闭放响10次，最后以两食指插入耳孔内转动3次，再突然放开，这样算做1次，共做3~5次。有醒脑、增强记忆、强化听力及预防耳病的作用。

12. 揉胸脯 以两手掌按在两乳外上方，旋转揉动，顺、逆时针各揉10次。有加速血流、减少胸肌疲劳的作用。

13. 抓肩肌 以右手拇、食、中指配合捏起左肩肌，左手捏起右肩肌，交叉进行，各10次，有放松肩部、消除疲劳的作用。

14. 点膻中 以拇指指肚稍用力点压两乳头连线中点处（即膻中穴），约30秒后突然放开，如此重复5次。有豁胸、顺气、镇痛、平喘的作用。

15. 苏华盖 端坐，心神宁静，深吸一口气，然后慢慢呼出，重复10次。有吐故纳新、健肺顺气、改善呼吸功能的作用。

16. 豁胸廓 两手五指微张，分别放于胸前两旁的胸壁上，手指指端沿肋间隙从内向外滑动，重复10~15次。有开胸顺气、止咳平喘的作用。

17. 舒大肠 一手叉腰，另一手五指张开，指端向下，从心口窝沿脐两旁向下腹部，再向右、向上至右胁下，再向左，即沿大肠走行方向擦揉10次。有疏通大肠、增进消化、预防便秘的作用。

18. 分阴阳 以肚脐为中心，两手虎口相对，平置于脐眼左右，两手向内、向外揉抚，共10次。有顺气消胀、增进消化的作用。

19. 揉环跳 坐位或站位，左手拇指指端揉左侧环跳穴，再用右手拇指指端揉右侧环跳穴，交叉进行，各10次。有通经活络、壮筋强足作用。

20. **搓腰眼** 两手紧按腰眼，用力向下搓到尾骶部，左右手一上一下同时进行，共30次。有壮腰强肾、防治腰痛的作用。

21. **甩双手** 两臂自然下垂，向前、向后甩动30~50次。有放松肩、臂、腕、指关节及通畅气血、增强手臂功能的作用。

22. **捶两肩** 左右手握空拳，在对侧上肢从肩到手腕扑打共20~30次。有通经活络、保持关节灵活及防治关节炎与手臂酸痛的作用。

23. **顶十指** 两手掌心相对，左右手指用力相顶共10次。有活动指关节、锻炼手部功能的作用。

24. **捏虎口** 以右手拇、食二指捏左手虎口，再以左手拇、食二指捏右手虎口，各10次。有增进手部功能及治疗头面部疾患的作用。

25. **旋膝盖** 两手掌心紧按双膝，先向外旋转10次，再向内旋转10次。有驱逐风邪、灵活筋骨、增强膝部功能及防治关节炎的作用。

26. **擦大腿** 两手抱紧一侧大腿根部，用力下按到膝盖，然后擦回大腿根部，来回共20次。有保持关节灵活、强健腿肌及预防腿病的作用。

27. **揉腓肠** 以两手掌夹紧一侧小腿肚旋转揉动，每侧30次，有疏通气血、加强肌力的作用。

28. **掐跟腱** 以拇、食二指掐跟腱，每侧掐20次。有改善足部功能、消除下肢疲劳、增强脚力的作用。

29. **搓脚心** 两手搓热后，用手搓两脚心，左右各80次。有导虚火、疏肝明目的作用。

二、孙思邈养生导引法

1. **发常梳** 将手掌互搓36下，令掌心发热，然后从前额开始扫上去，经头后扫回颈部，早晚各做10次。头部有很多重要的穴位，经常

"梳发",可以防治头痛、耳鸣、白发和脱发。

2. 目常运 合眼,然后用力睁开眼,眼珠打转,望向左、上、右、下四方;再合眼,用力睁开眼,眼珠打转,望向右、上、左、下四方。重复3次。有助于眼睛保健,纠正近视。

3. 齿常叩 口微微合上,上下排牙齿互叩,无须太用力,但牙齿互叩时须发出声响,做36下。可以通上下龈经络,保持头脑清醒,加强肠胃吸收,防止蛀牙和牙骨退化。

4. 漱玉津 口微微合上,将舌头伸出牙齿外,由上面开始,向左慢慢转动,一共转12圈,然后将口水吞下去。之后再由上面开始,反方向转12圈。口微微合上,这次舌头不在牙齿外边,而在口腔里,围绕上下龈转动。左转12圈后吞口水,然后再反方向做一次。吞口水时尽量想象将口水带到下丹田。从现代科学角度分析,唾液含有大量酵素,能调节激素分泌,因此可以强健肠胃。

5. 耳常鼓 手掌掩双耳,用力向内压,放手,应该有"噗"的一声,重复做10下;双手掩耳,将耳朵反折,双手食指扣住中指,以食指用力弹头后风池穴10下。每天临睡前后做,可以增强记忆力、保护听力。

6. 面常洗 搓手36下,手暖以后上下扫面,之后双手同时向外作画圈状。这个动作经常做,可以令脸色红润有光泽,同时不会有皱纹。

7. 头常摇 双手叉腰,闭目,垂下头,缓缓向右扭动,直至复原位为1次,共做6次,再反方向重复。这个动作经常做可以令头脑灵活,注意要慢慢做,否则会头晕。

8. 腰常摆 身体和双手有节律地摆动。当身体扭向左时,右手在前,左手在后,在前的右手轻轻拍打小腹,在后的左手轻轻拍打命门穴,再反方向重复。最少做50下,做够100下更好。可以强化肠胃,固肾气,防治消化不良、胃痛、腰痛。

9. **腹常揉**　搓手 36 下，手暖以后两手交叉，围绕肚脐顺时针方向揉。揉的范围由小到大，做 36 下。可以帮助消化吸收，消除腹胀。

10. **摄谷道（即提肛）**　吸气时，将肛门的肌肉收紧；闭气，维持数秒，直至不能忍受，然后呼气放松。无论何时都可以练习，最好是每天早晚各做 20~30 次。相传这个动作是"十全老人"乾隆最得意的养生功法。

11. **膝常扭**　双脚并排，膝部紧贴，人微微下蹲，双手按膝，向左右扭动，各做 20 下。可以强化膝关节，所谓"人老腿先老，肾亏膝先软"，要延年益寿，应由双腿做起。

12. **常散步**　挺直胸膛，轻松地散步。最好心无杂念，尽情欣赏沿途景色。民间有个说法："饭后走一走，活到九十九。"虽然有点夸张，不过，散步确实是有益的运动。

13. **脚常搓**　右手擦左脚，左手擦右脚。由脚跟向上至脚趾，再向下擦回脚跟为 1 下，共做 36 下；两手大拇指轮流擦脚心涌泉穴，共做 100 下。脚底集中了全身器官的反射区，经常搓脚可以强化各器官，治失眠，降血压，消除头痛。

三、八段锦导引术（站式）

1. 预备式

【方法】双脚微分，与肩同宽。（图 6-2）

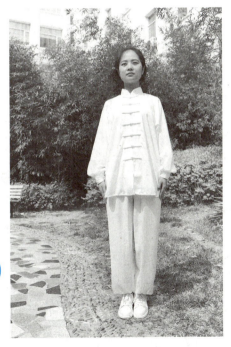

图 6-2　预备式

【要点】两足平行,与肩同宽。虚领顶劲,气沉丹田。圆裆开胯,沉肩坠肘。舌抵上腭,全身放松。

【作用】放松身心,调整机体,为导引活动做准备。

2. 双手托天理三焦

【方法】自然站立,两足平开,与肩同宽,含胸收腹,腰脊放松。正头平视,口齿轻闭,宁神调息,气沉丹田。双手自体侧缓缓举至头顶,转掌心向上,用力向上托举,足跟亦随双手的托举而起落。托举数次后,双手转掌心朝下,沿体前缓缓按至小腹,还原。(图6-3)

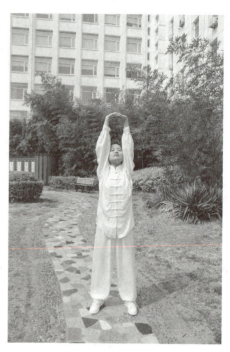

图6-3 双手托天理三焦

【要点】以腰为轴转,眼光视极远,掌心暗上托,小指麻胀感。

【作用】三焦(上焦心肺,中焦脾胃,下焦肝肾)为元气之通路,本法可通调任脉,顺畅三焦。

3. 左右开弓似射雕

【方法】自然站立,左脚向左侧横开一步,身体下蹲,成"骑马步",双手虚握于两髋之外侧,随后自胸前向上划弧提于与乳同高处。右手向右拉至与右乳同高,与乳相距约两拳许,意如拉紧弓弦,开弓如满月。左手捏剑诀,向左侧伸出,顺势转头向左,视线通过左手食指凝视远方,意如弓剑在手,等机而射。稍作停顿后,将身体上起,顺势将两手向下划弧收回胸前,并同时收回左腿,还原成自然站立。

此为左式，右式反之。左右调换练习十数次。（图6-4）

【要点】前后两个八字掌，前掌食指需向上，后肘水平拽弓弦，体会中指与食指胀感。

【作用】辅助开通肺经、大肠经。

4. 调理脾胃臂单举

【方法】自然站立，左手缓缓自体侧上举至头，翻转掌心向上，并向左外方用力举托，同时右手下按附应。举按数次后，左手沿体前缓缓下落，还原至体侧。右手举按动作同左手，方向相反。（图6-5）

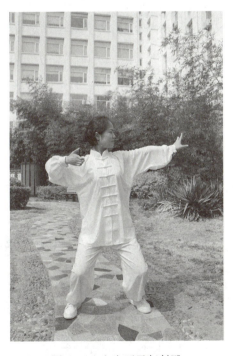

图6-4 左右开弓似射雕

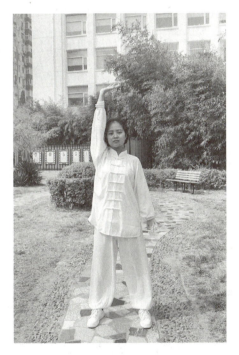

图6-5 调理脾胃臂单举

【要点】上掌向侧，下掌向前，相对互撑，百会劳宫。

【作用】脾主升清，胃主降浊，一升一降，调理脾胃功能。

5. 五劳七伤向后瞧

【方法】自然站立，双脚与肩同宽，双手自然下垂，宁神调息，气沉丹田。头部微微向左转动，目视左后方，稍停顿后，缓缓转正，再缓缓转向右侧，目视右后方，稍停顿，转正。如此十数次。（图6-6）

【要点】过肩对视，注意胁肋部牵拉感。

【作用】通调人体肝胆经脉，疏肝散郁，行气导滞。

6. 摇头摆尾去心火

【方法】两足横开，身体下蹲，成"骑马步"。上体正下，稍向前探，两目平视，双手反按在膝盖上，双肘外撑。以腰为轴，头脊要正，躯干划弧摇转至左前方，左臂弯曲，右臂绷直，肘臂外撑，头与左膝呈一垂线，臀部向右下方撑劲，目视右足尖，稍停顿后，向相反方向划弧摇至右前方。反复十数次。（图6-7）

【要点】头低于膝，腰背正直，伸臂如弓，暗力前推。

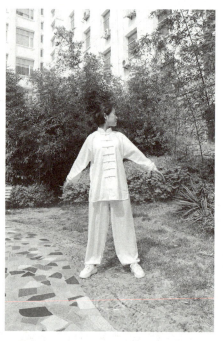

图6-6 五劳七伤向后瞧

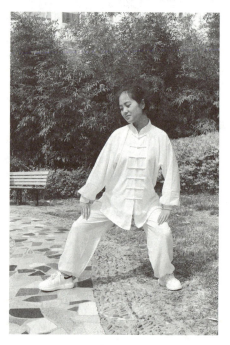

图6-7 摇头摆尾去心火

【作用】心为火脏,火郁发之,本法可清心散火,祛热除烦。

【注意】颈椎病、高血压慎用。

7. 两手攀足固肾腰

【方法】松静站立,两足平开,与肩同宽。两臂平举,自体侧缓缓抬起,至头顶上方转掌心朝上,向上作托举状。稍停顿,两腿绷直,以腰为轴,身体前俯,双手顺势攀足,稍作停顿,将身体缓缓直起,双手举至头顶之上,两臂伸直,掌心向上,再自身体两侧缓缓下落于体侧。(图6-8)

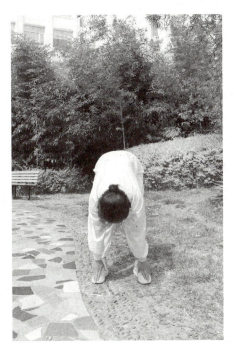

图6-8 两手攀足固肾腰

【要点】以腰为轴,前后俯仰,自然垂挂,全身放松。

【作用】前开任脉,后开督脉、肾经、膀胱经。

8. 攒拳怒目增气力

【方法】两足横开,身体下蹲,成"骑马步"。双手握拳,拳眼向下。左拳向前方击出,顺势头稍向左转,两眼通过左拳凝视远方,右拳同时后拉,与左拳出击形成一种"争力"。随后,收回左拳,击出右拳,要领同前。反复十数次。(图6-9)

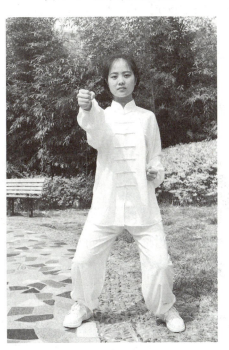

图6-9 攒拳怒目增气力

【要点】攒拳如卷饼，小指要放松，两眼需怒视，急进缓缓收。

【作用】清泻肝热，升举人体阳气。

9. 背后七颠百病消

【方法】两足并拢，两腿直立，身体放松，两手臂自然下垂，手指并拢，掌指向前。随后双手平掌下按，顺势将两脚跟向上提起，稍作停顿，将两脚跟下落着地。反复练习十数次。(图6-10)

【要点】两足略并，足掌着力，颠而不震，注意足跟。

【作用】可使全身放松，精神内守，血脉通畅，气血归元。

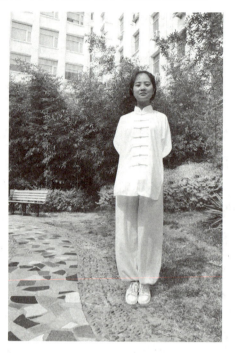

图6-10 背后七颠百病消

四、八段锦导引术（坐式）

1. 闭目冥心坐，握固静思神

【方法】首先轻闭双目，盘腿而坐。轻闭双目，是为了防止因看到眼前的事物而扰乱心神，难以入静。若闭目时仍有杂念，可以目露一线之光，目视鼻端，所谓"眼观鼻，鼻观心"。盘坐好后，可以将大拇指轻扣于四指中，两手握拳，分别置于双膝上，静静地盘膝而坐，要求静坐3~5分钟。

【作用】借此以集中精神，以达到排除杂念、心无所想之境界。

2. 叩齿三十六，两手抱昆仑

【方法】盘坐入静后，仍将双手置于膝上，张开口，使上下齿分离开后，再闭口咬合，并且有意发出声响，牙齿轻叩三十六下，口水增多时即咽下，谓之"吞津"。随后将两手交叉，自身体前方缓缓上起，经头顶上方将两手掌心紧贴在枕骨处，手抱枕骨向前用力，同时枕骨向后用力，使后头部肌肉产生一张一弛的运动。如此行十数次呼吸。

【作用】叩齿可集中心神，将注意力集中在叩齿上。叩齿可使牙根膜中血管扩张，促进局部血液循环，有助于坚固牙齿，预防牙病。牙齿由肾中精气所充养，手、足阳明经亦入齿中，故其不但与筋骨有直接关系，而且同胃、肠、脾、肾、肝等内脏也密切相关。常行此功，不仅可以坚固牙齿，还可以增强消化系统功能。抱昆仑是用掌指按压风府穴，两掌按压风池穴，本法不但对头昏、头痛、眼痛、肩背痛及颈椎病有效，而且对伤风感冒、中风不语、肝气怒发、突然耳聋等均有一定的疗效。操作时深呼吸十数次能够加速人体气血循环，增强体质。

3. 左右鸣天鼓，二十四度闻

【方法】接上式，以两手掩住双耳，两手食指相对，贴于两侧玉枕穴上，随即将食指搭于中指指背上，然后将食指滑下，以食指的弹力缓缓叩击玉枕穴，使两耳有"咚咚"之声，左右各二十四声。两手同弹，共四十八声。

【作用】鸣天鼓不仅可以改善听力，对耳鸣、耳聋也有一定疗效，且对提高肾功能亦大有裨益。因肾开窍于耳，耳是听觉器官，肾中精气充盈，髓海得养，则听觉灵敏，分辨度高。

4. 微摆撼天柱

【方法】头部略低，使头部肌肉保持相对紧张，将头向左右频频转动，如此一左一右地缓缓摆撼天柱穴，一呼一吸转一次。向右转动三次后，头部回至原状，并目视正前方，紧接着低头，向左转动三次。

【作用】此段功法是转动头部的运动，其目的是要影响头颈两侧的天柱穴。天柱穴属足太阳膀胱经，在颈后发际大筋外凹陷中。根据中医针灸学理论，刺激天柱穴可治疗后头痛、鼻塞、落枕、颈项部扭伤、肩背痛、脊柱疼痛等病症。又因全身经络都与颈项相关联，故活动颈项，可使经络疏通，血流畅旺，减少供血不足之疾患。其又对颈项强直、骨质增生等病症均有较为满意的疗效。

5. 赤龙搅水津，鼓漱三十六，神水满口匀，一口分三咽，龙行虎自奔

【方法】盘膝坐好，首先用舌尖搅动口齿，一般是围绕牙齿、牙床进行搅动。先左边后右边，先外边后里边，先上边后下边，依次轻轻地左搅动数次，再右搅动数次，用力要轻柔自然。在舌运转搅动过程中，双眼球亦随着舌的运转同步活动，有口水时不可咽下。然后用舌尖轻轻搅动数次，使口中口水（津液）越来越多，待其满口时，再将口中津液如同用水漱口一样鼓漱三十六次，然后分三次咽下，每次咽约三分之一。

【作用】中医学认为唾为肾之液，唾为肾所主。唾为口津，唾液中较稠厚的称作唾。唾为肾精所化，咽而不吐，有滋养肾中精气的作用，故功法中每吞津液必送到肾，可补肾中精气。

6. 闭气搓手热，背摩后精门，尽此一口气，想火烧脐轮

【方法】将口闭住，然后用鼻深长细匀地吸气后，将气缓缓地压入丹田中，并且闭气片刻。在闭气时，将两手掌心相对，相互搓至极热，然后将两手掌心翻转紧贴于腰部两侧的凹陷柔软处，再用掌心在肾俞部位按摩，作画圆弧状，连续按摩三十六次。操作时，可意守腰部两肾俞穴，使腰部产生热感，与手掌之热相互接应，融为一体。

【作用】腰、肾喜温恶寒。用掌搓腰之后，不仅温暖了腰部，疏滞通凝，使气血运行畅通，增强了肾功能，而且于精神衰弱的康复及

整体调节也大有裨益。中医临床中常用此法来治疗性功能衰退、泌尿与生殖系统疾病、神经官能症和腰腿痛等病症。导引下丹田，锻炼气沉丹田，对形成腹式深呼吸、增强脾胃功能、提高身体抵抗力有重要作用。

7. 左右辘轳转，两脚放舒伸，叉手双虚托，低头攀足频

【方法】盘腿坐定后，将双目睁开，使掌心朝前，手掌向后反掌，屈肘90°，小臂要与地面平行。开始旋转时，右手不动，左手掌由肩部移向下后方，再经过上方移至体前，在身体左侧以圆形旋转，前后各十八次，共三十六次。然后左手轻握固，放于左大腿根上，如前所述旋转右肩，亦三十六次。前法之后将双腿放开，向前平行伸出，脚尖朝上，两腿自然伸直，将双手伸开，双手在胸前十指交叉，双臂上举弯曲，双掌心按于头顶上，然后再将手掌翻转过来，使双手掌心朝上，并向头顶缓缓上举，连续做九次。再次盘足而坐后，双手手心相对，相互搓至极热时，立即用右手掌心搓摩左足心三十六次，再将双手手心相对，相互搓至极热时，迅速用左手掌心搓摩右足心三十六次，之后将双腿向前伸直，脚尖朝上，将双手置于大腿上。最后，身体向前弯曲，使双臂伸直，用两手尽力抓住两脚脚心，或尽量接近脚底后，便挺直上体，使双掌沿脚面、小腿而上，收回到膝盖上方。

【作用】通过锻炼上肢，可以舒展筋骨关节，流通经络气血；双手上举使手六经得到锻炼，还可直接锻炼背部肌肉群，影响到背部各穴；两腿舒放，可牵动足六经，使足六经也得到了锻炼；掌摩搓涌泉穴，使掌中劳宫穴与之相对摩擦，沟通心肾，使水火相济，从而增强肾气，引气归元，充实元气，使人感到气血流通，生机勃勃。

8. 以候神水至，再漱再吞津，如此三度毕，神水九次吞，咽下汩汩响，百脉自调匀

【方法】首先将腿盘坐好，双手握固，轻轻地置于双膝之上，搅

动口齿，刺激口腔生出津液，待津液满口之后，鼓漱三十六次，之后分三次吞下，咽下时，也要汩汩有响声，并用意念将津液导入丹田，之后再重复一次，连同第五段中吞津合在一起共三次。此即神水九次吞。

【作用】津液灌溉五脏六腑，滋润肢体肌肤，流通血脉，增进消化，抗毒解毒，延缓机体衰老，保持青春常驻。

五、五禽戏导引术

1. 预备式 又称开始式，古人叫虚无先天一气式。其姿势如下：立正，面微仰，两眼微合而平视，脊椎骨要直，两手下垂，两脚呈90°立正，思想入静，摒除杂念，脑子似同虚空，神（意）气合一下沉，意到下丹田，气达脚心（涌泉），气沉得不能再沉时，就上提至上丹田静守，当守窍已发动（有感觉），即有意想要练之禽象，脑子想什么，就自发地练什么动作，无论练哪一象，皆由此势开始练起。

2. 虎戏

【方法】（1）虎举：两手掌心向下，撑开弯曲成虎爪状，目视两掌。两手外旋，弯曲握拳，缓慢上提，至肩时，十指撑开，举至头上方，作虎爪状，目视两掌。两掌外旋握拳，拳心相对，目视两拳。两拳下拉至肩，变掌下按，下落至腹，十指撑开，目视两掌。重复以上动作三遍后，两手垂于体侧，目视前方。（2）虎扑：两手握空拳，提至肩前上方。两手向上、向前划弧，弯曲成虎爪状，上体前俯，挺胸塌腰，目视前方。两腿下蹲，收腹含胸，两手向下划弧至两膝侧，目视前下方。两腿伸膝，送髋，挺腹，后仰，两掌握空拳，提至胸侧，目视前上方。左腿屈膝提起，两手上举，左脚向前迈一步，脚跟着地，右腿下蹲，上体前倾，两拳作虎爪状向前，下扑至膝前两侧，目视前下方。上体抬起，左脚收回，开步站立，两手下落于体侧，目视前方。左右反向重复

运功一次。(图6-11)

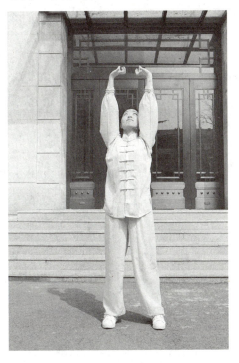
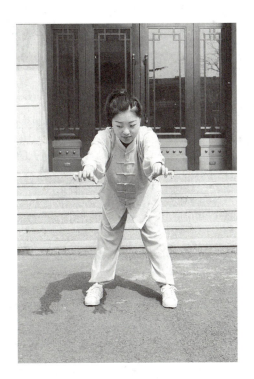

(1) 虎举　　　　　　　　　　(2) 虎扑

图6-11　虎戏

【要点】练习虎戏时，模仿虎的动作要有虎威，形似猛虎扑食。威生于爪，要力达指尖，神发于目，要虎视眈眈，动作要做到刚柔相济。

【作用】爪甲与目皆属肝，用力时气血所至，可以起到舒筋、养肝、明目的作用，加上做虎举与虎扑的动作时身体舒展，两臂向上拔伸，身体两侧得到锻炼，使得肝经循行部位气血通畅。经常练习自然使肝气畅达，肝系疾病可得到缓解，同时还可疏通经络、维持脊柱生理弧度、防治腰部疾病等。

3. 鹿戏

【方法】(1) 鹿抵：两腿微屈，左脚经右脚内侧向左前方迈步，脚跟着地，身体稍右转，握空拳右摆，高与肩平，目视右拳。左腿屈膝，脚尖踏实，右腿蹬实，身体左转，两掌作鹿角状，向上、左、后划弧，指尖朝后，左臂弯曲平伸，肘抵靠左腰，右拳举至头，向左后方伸抵，指尖朝后，目视右脚跟。身体右转，左脚收回，开步站立，两手向上、右、下划弧，握空拳落于体前，目视前下方。左右反向重复运功一次。

(2) 鹿奔：左脚跨前一步，屈膝，右腿伸直，成"左弓步"，握空拳向上、向前划弧至体前，屈腕，与肩同高、同宽，目视前方。左膝伸直，脚掌着地，右腿屈膝，低头，弓背，收腹。两臂内旋，两掌前伸，握拳，呈鹿角状。上体抬起，右腿伸直，左腿屈膝，成"左弓步"，两臂外旋，握空拳，高与肩平，目视前方。左脚收回，开步直立，两拳变掌，落于体侧，目视前方。左右反向重复运功一次。重复一遍后，两掌举至胸，屈肘，两掌内合下按，自然垂于体前，目视前方。（图6-12）

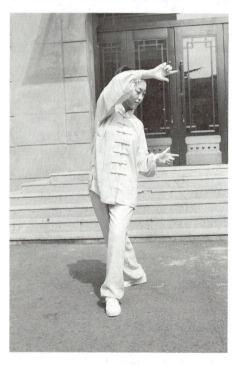
(1) 鹿抵

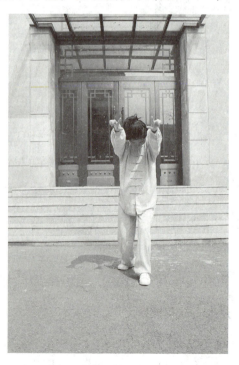
(2) 鹿奔

图6-12 鹿戏

【要点】习练鹿戏时,动作要轻盈舒展,神态要安闲雅静。鹿抵时腰部左右扭动,通过腰部的活动锻炼,可以刺激肾脏,起到壮腰强肾的作用;鹿奔时胸向内含,脊柱向后凸,形成竖弓,通过脊柱的运动使得命门开合,强壮督脉。

【作用】鹿戏锻炼可起到强腰补肾、强筋健骨和振奋阳气等作用。

4. 熊戏

【方法】(1)熊运:两掌握空拳,呈熊掌状,垂于下腹部,目视两拳;以腰、腹为轴,上体逆时针摇晃,两拳沿右肋、上腹、下腹部作画圆状,目随之环视。以上两式重复一次,左右反向重复运功一次。做完最后一动,两拳变掌下落,自然垂于体侧,目视前方。(2)熊晃:左髋上提,牵拉左脚离地,微屈左膝,握空拳,呈熊掌状,目视左前方。左脚向左前方落地,右腿伸直。身体右转,左臂内旋前靠,左拳摆至左膝前上方,右拳摆至体后,目视左前方。身体左转,右腿屈膝,左脚伸直,拧腰晃肩,两臂向后划弧摆动,右拳握至左膝前上方,左拳摆至体后,目视左前方。身体右转,左腿屈膝,右腿伸直,左臂内旋前靠,左拳摆至左膝前上方,右拳摆至体后,目视左前方。左右反向重复运功一次。重复一遍后,左脚上步,开步站立,两手自然垂于体侧,两掌举至胸,屈肘,两掌内合下按,自然垂于体侧,目视前方。(图6-13)

【要点】习练熊戏,要仿效熊之沉稳,力求表现出松静自然的神态。熊运时身体要以腰为轴运转,方可使得中焦气血通畅,对脾胃起到挤压按摩的作用。熊晃时,身体要左右晃动,以疏肝理气,健脾和胃。

【作用】经常练习熊戏,不但可以增强消化系统功能,使不思饮食、腹胀腹痛、泄泻、便秘等症状得到缓解,还能防治腰肌劳损和软组织损伤。

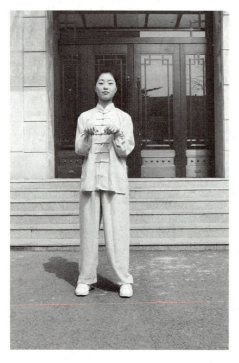
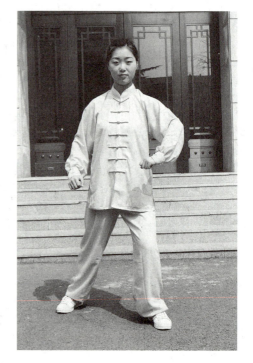

(1) 熊运　　　　　　　　　　　　(2) 熊晃

图 6-13　熊戏

5. 猿戏

【方法】（1）猿提：两掌在体前，手指伸直分开，再屈腕，手指撮拢捏紧，呈"猿钩"状，速度稍快些。两掌上提至胸，两肩上耸，收腹提肛，同时，脚跟提起，头向左转，目随头动，视身体左侧，注意耸肩、含胸、屈肘、提腕一定要充分。头转正，两肩下沉，松腹落肛，脚跟着地，"猿钩"变掌，掌心向下，目视前方。两掌沿体前下按，落于体侧，目视前方。头向右转，重复运功一次。（2）猿摘：左脚向左后方退步，脚尖点地，右腿屈膝，左臂屈肘，左掌变"猿钩"收至左腰侧，右掌向前方摆起，掌心向下。左脚踏实，屈膝下蹲，右脚收至左脚内侧，脚尖点地，成"右丁步"，右掌向下经腹前向左上方划弧至头左侧，目随右掌动，再转头注视右前上方。右掌内旋，掌心向下，沿体侧下按至左髋侧，目视右掌。右脚向右前方迈出一大步，左腿蹬伸，右腿伸直，左脚脚尖点地，右掌经体前向右上方划弧，举至右上侧变"猿钩"，左掌向前、向上伸举，屈腕撮钩，成采摘势，目视左掌。左掌由"猿钩"变为握固，右手变掌，落于体前，虎口朝前，左腿下蹲，右脚收至左脚内侧，脚尖点地，成"右丁步"，左臂屈肘收至左耳旁，掌作托桃状，右掌经体前向左划弧至左肘下捧托，目视左掌。左右反向重复运功一次。重复一遍后，左脚向左横开一步，两腿直立，两手自然垂于体侧，两掌举至胸，屈肘，两掌内合下按，自然垂于体侧，目视前方。（图6-14）

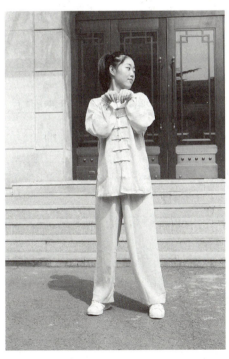
（1）猿提

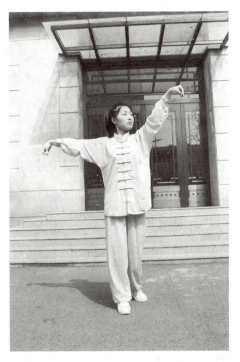
（1）猿摘

图6-14 猿戏

【要点】习练时，外练肢体的轻灵敏捷，内练精神的宁静从容，从而达到"外动内静""动静结合"的境界。猿提动作可配合提肛呼吸，以达到更好的健身效果。做法：两掌上提吸气时，稍用意提起会阴部；两掌下按呼气时，放下会阴部。

【作用】练习猿提，具有增强神经和肌肉反应的灵敏性、扩大胸腔体积、改善脑部供血、增强腿部力量及提高平衡能力等功效。

6. 鸟戏

【方法】（1）鸟伸：两腿微屈下蹲，两掌在腹前相叠。两掌举至头上方，指尖向前，身体微前倾，提肩，缩项，挺胸，塌腰，目视前下方。两腿微屈下蹲，两掌相叠下按至腹前，目视两掌。右腿蹬直，左腿伸直向后抬起，两掌分开作鸟翅状，摆向体侧后方，抬头，伸颈，挺胸，塌腰，目视前方。左右反向重复运功一次。整体运功完成后，左脚下落，两脚开步站立，两手垂于体侧，目视前方。（2）鸟飞：接鸟伸式，两腿微屈，两掌作鸟翅状，合于腹前，目视前下方。右脚伸直，左腿屈膝提起，小腿下垂，两掌作展翅状，在体侧平举向上，目视前方。左脚落至右脚旁，脚尖着地，两腿微屈，两掌合于腹前，目视前下方。右脚伸直，左脚屈膝提起，小腿下垂，两掌举至头顶上方，目视前方。左脚落至右脚旁，脚掌着地，两腿微屈，两掌合于腹前，目视前下方。左右反向重复运功一次。整体运功完成后，两掌举至胸，屈肘，两掌内合下按，自然垂于体侧，目视前方。（图6-15）

【要点】习练时，要表现出昂然挺拔、悠闲自得的神韵。要注意上肢的升降开合运动，这些动作不仅可以牵拉肺经，起到疏通肺经气血的作用，还可以通过胸廓的开合直接调整肺的潮气量，促进肺的吐故纳新，提升肺脏的呼吸力。

【作用】锻炼鸟戏，可改善呼吸功能，使胸闷气短、鼻塞流涕等症状得到缓解。同时，还可起到疏通任、督二脉经气及提高人体平衡力的作用。

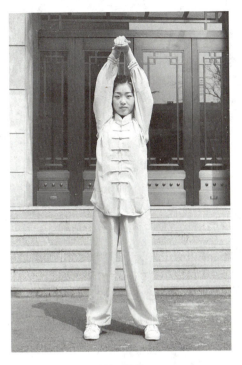 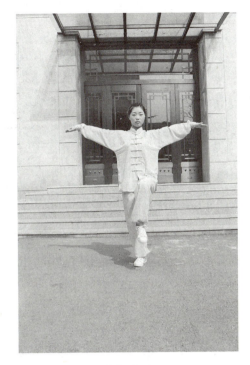

（1）鸟伸　　　　　　　　　　　（2）鸟飞

图 6-15　鸟戏

7. 收势　即引气归元，让气息逐渐平和，意将练功时所得体内、外之气导引归入丹田，起到和气血、通经脉、理脏腑的功效。具体方法：两掌经体侧上举至头顶上方，掌心向下。两掌指尖相对，沿体前缓慢下按至腹前，目视前方。两手缓慢在体前划平弧，掌心相对，高与脐平，目视前方。两手在腹前合拢，虎口交叉，叠掌，眼微闭静养，调匀呼吸，意守丹田。数分钟后，两眼慢慢睁开，两手合掌，在胸前搓擦至热。掌贴面部，上下擦摩，浴面 3～5 遍。两掌向后沿头顶、耳后、胸前下落，自然垂于体侧，目视前方。左脚提起向右脚并拢，前脚掌先着地，随之全脚踏实，恢复成预备势，目视前方。

第二节　养生祛病歌诀

一、导引祛病歌诀

1. 水潮除后患

【歌诀】津液频生在舌端，寻常漱咽下丹田。于中畅美无凝滞，百日功灵可驻颜。

【方法】平明睡起时，即起端坐，凝神息虑，舌抵上腭，闭口调息，津液自生，渐至满口，分作三次，以意送下。久行之，则五脏之邪火不炎，四肢之气血流畅，诸疾不生，久除后患，老而不衰。

【注解】清晨醒来，端坐凝神，心无外虑。卷舌抵上腭，闭口用鼻调息，这时唾液分泌，逐渐满口。分为三次，以意咽送，下至丹田。天天坚持不断，则五脏病邪之火不炎，六腑运化功能旺盛，经络气血循行流畅，百病不生，永除后患，驻颜耐老。

2. 起火得长安

【歌诀】阳火须知自下生，阴符上降落黄庭。周流不息精神固，此是真人大炼形。

【方法】子午二时，存想真火自涌泉穴起，先从左足行，上玉枕，过泥丸，降入丹田，三遍。次从右足，亦行三遍。复从尾闾起，又行三遍。久久纯熟，则百脉流通，五脏无滞，四肢健而百骸理也。

【注解】阳火即人的元气。子午二时端坐或垂足坐，意想真火自左足心涌泉穴起，循左腿内侧上枕骨边的玉枕穴，过泥丸（泥丸，道家称为上丹田，即眉心印堂），降入小腹丹田（心下为中丹田，脐下三寸为下丹田），如此三遍。再从右足心依法意循三遍，然后从尾骨前的长强穴起,上循督脉,过头顶,由上、中、下丹田而通任脉,反复三遍。久久纯熟,百脉流通,五脏无滞,四肢百骸强健无比。

3. 梦失封金匮

【歌诀】精滑神疲欲火攻,梦中遗失致伤生。搓摩有诀君须记,绝欲除贪最上乘。

【方法】欲动则火炽,火炽则神疲,神疲则精滑而梦失也。寤寐时,调息神思,以左手搓脐二七,右手亦然。复以两手搓胁,摆摇七七,咽气纳于丹田,握固良久乃止。屈足侧卧,永无走失。

【注解】欲动火炽,梦遗滑精。精、气、神号称人身"三宝"。时常遗精,对身心的危害极大。防治梦遗滑精的方法:首先要端正思想,在临睡前,平心静气,专一练功,端坐调息,以左手搓脐十四次,右手再搓十四次。用两手搓胁,摇摆七次,深吸气一口,咽入丹田,用力握拳数分钟。然后屈足侧卧,无思无虑,以理制欲,进入梦乡中,自能预防梦遗。

4. 形衰守玉关

【歌诀】却老扶衰别有方,不须身外觅阴阳。玉关谨守常渊默,气足神全寿更康。

【方法】百虑感中,万事劳形,所以衰也。返老还童,非金丹不可。然金丹岂易得哉?善摄生者,行住坐卧,一意不散,固守丹田,默运神气,冲透三关,自然生精生气,则形可以壮,老可以耐矣。

【注解】守玉关,即减少无原则的胡思乱想。人生终日碌碌,"百忧感其心,万事劳其形",所以未老先衰。善养生者,行住坐卧,一意不散,固守丹田,随时调息,默运气神,就是随时随地调呼吸,使气常达玉关(即上、中、下丹田),自然生精生气,强身耐老。气功导引有行、走、坐、卧各种姿势,结合动静,可以却病强身。

5. 鼓呵消积聚

【歌诀】气滞脾虚食不消，胸中膨闷最难调。徐徐呵鼓潜通泰，疾退身安莫久劳。

【方法】有因食而积者，有因气而积者，久则脾胃受伤，医药难治。孰若节饮食，戒嗔怒，不使有积聚为妙。患者当正身闭息，鼓动胸腹，俟其气满，缓缓呵出。如此行五七次，便得通快即止。

【注解】饮食停滞，胃脘膨闷胀饱，最难消化。可以吸气一口，闭紧嘴唇，将气咽下，可闻鼓呵声响。或自然呼吸，使腹部一收一张，令气一上一下，练习日久，每一收张即有滞气出，宽胸利膈，最为畅快。

6. 兜礼治伤寒

【歌诀】跏趺端坐向蒲团，手握阴囊意要专。运气叩头三五遍，顿令寒疾立时安。

【方法】元气亏弱，腠理不密，则风寒伤感。患者端坐盘足，以两手紧兜外肾，闭口缄息，存想真气自尾闾升，过夹脊，透泥丸，逐其邪气，低头屈抑如礼拜状，不拘数，以汗出为度，其疾即愈。

【注解】适用于腠理不固，偶感风寒。患者端坐盘腿，形似老僧在蒲团上打坐，两手紧兜下体（外生殖器），闭口舌尖卷起，弯身像叩头一样，不拘次数，但觉微微汗出，寒疾自愈。

7. 叩齿牙无疾

【歌诀】热极风生齿不宁，侵晨叩漱自惺惺。若教运用常无隔，还许他年老复丁。

【方法】齿之有疾，乃脾胃之火薰蒸。每黎明睡醒时，叩齿三十六遍，以舌搅牙龈之上，不论遍数，津液满口，方可咽下，每做三次乃止。凡小解之时，闭口切牙，解毕方开，永无齿疾。

【注解】早起叩齿三十六遍，以舌搅牙龈上下，即感到津液满口，慢慢咽下，共做三次。每当排尿时，闭口咬牙，排完为止，到老永无齿疾。叩齿舐龈，可使牙齿坚固，并可防止齿龈萎缩，从青年练至老年，即可保牙齿常坚。

8. 升观鬓不斑

【歌诀】神气冲和精自全，存无守有养胎仙。心中念虑皆消灭，要学神仙也不难。

【方法】思虑太过则神耗气虚，血败而鬓斑矣。要以子午时，握固端坐，凝神绝念，两眼令光，上视泥丸。存想追摄二气自尾闾间上升，下降返还元海，每行九遍。久则神全，气血充足，发可返黑也。

【注解】思虑太过使精神损耗，气血虚衰则鬓发斑白。要保守先天的元气，在子午两时，端坐凝神，绝念，两手握固，两眼上视泥丸（以意视之）。调息自尾闾上升，从泥丸下降到丹田，反复九遍。练功日久，则神完气足，血脉充盛，可使黑发不白，已白转黑。

9. 运睛除目翳

【歌诀】喜怒伤神目不明，垂帘塞兑养元精。精生气化神来复，五内阴魔自失惊。

【方法】伤热伤气，肝虚肾虚，则眼昏生翳，日久不治，盲瞽必矣。每日睡起时，趺坐凝思，塞兑垂帘，将双目轮转十四次，紧闭少时，忽然大瞪。行久不替，内障外翳自散，切忌色欲并书细字。

【注解】每日睡起时，端坐凝息，塞兑垂帘。即赤足盘腿端坐，半闭眼，肛门紧缩，像忍大便的样子，使目珠轮转十四次，紧闭片时，忽然用力大睁。长久锻炼，则精生气化神足，侵犯五脏真阴的病魔自然惊退，目翳可愈。切忌色欲，少读淫书。

10. 掩耳去头眩

【歌诀】视听无闻意在心，神从髓海逐邪氛。更兼精气无虚耗，可学蓬莱境上人。

【方法】邪风入脑，虚火上攻，则头目昏眩，偏正作痛。久则中风不语，半身不遂，亦由此致。治之，须静坐，升身闭息，以两手掩耳，折头五七次，存想元神逆上泥丸，以逐其邪，自然风邪散去。

【注解】肝阳上亢型高血压，可见头目眩晕，甚者半身不遂。静坐直身，闭住一口气，以手掩耳，折头俯仰七次，存想元神逆上泥丸，以逐病邪，更要清心寡欲，可预防脑血管意外。

11. 托踏应轻骨

【歌诀】精气冲和五脏安，四肢完固骨强坚。虽然不得刀圭饵，且住人间作地仙。

【方法】四肢亦欲得小劳，譬如户枢终不朽。熊鸟演法，吐纳导引，皆养生之术也。平时双手上托，如举大石，两脚前踏，如履平地，存想神气，依按四时嘘呵二七次，则身轻体健，足耐寒暑。

【注解】五禽之戏，吐纳导引，都是强身之术。双手上托，如举大石，两脚前踏，如履平地，就像用手托着大石头走路的样子。每天练习，可祛病强身，益寿延年。

12. 搓涂自美颜

【歌诀】寡欲心虚气血盈，自然五脏得和平。衰颜仗此增光泽，不羡人间五等荣。

【方法】颜色憔悴，所由心思过度，劳碌不谨。每晨静坐闭目，凝神存养，神气冲澹，自内达外。以两手搓热，拂面七次。仍以漱津涂面，搓拂数次。行之半月，则皮肤光润，容颜悦泽，大过寻常矣。

【注解】平时清心寡欲，自然血气充盈，五脏和平。每晨起先用唾液涂面，然后将两手搓热，在脸上拂搓，像洗脸一样，久之红光满面，精神焕发。青年搓涂，可不生粉刺。

13. 闭摩通滞气

【歌诀】荣卫流行不暂休，一才凝滞便堪忧。谁知闭息能通畅，此外何须别计求？

【方法】气滞则痛，血滞则肿，滞之为患，不可不慎。治之，须澄心闭息，以左手摩滞七七遍，右手亦然，复以津涂之。勤行七日，则气血通畅，永无凝滞之患。修养家所谓干沐浴者，即此义也。

【注解】气滞则痛，血滞则肿。身体有肿痛之处，澄心闭息，以左手摩搓四十九遍，右手亦同，摩后以唾液涂之。行此七日，肿痛可愈。

14. 凝抱固丹田

【歌诀】丹田完固气归根，气聚神凝道合真。久视定须从此始，莫教虚度好光阴。

【方法】元神一出便收来，神返身中气自回。如此朝朝并暮暮，自然赤子产真胎，此凝抱之功也。平时静坐，存想元神入于丹田，随意呼吸。旬日丹田完固，百日灵明渐通，不可或作或辍也。

【注解】凝抱方法，是工作完毕后静坐意想元神入于丹田，随意呼吸。坚持下去，自有益处。

15. 淡食能多补

【歌诀】厚味伤人无所知，能甘淡薄是吾师。三千功行从此始，天鉴行藏信有之。

【方法】五味之于五脏，各有所宜，若食之不节，必至亏损，孰若食淡谨节之为愈也。然此淡亦非弃绝五味，特言欲五味之冲淡耳。仙翁有云："断盐不是道，饮食无滋味。"可见其不绝五味。

【注解】《内经》说："饮食自倍，肠胃乃伤。""膏粱之变，足生大疔。"这就告诫人们不要吃过多的大鱼大肉、膏粱厚味，应以素食为主，且不可吃得过量。淡食就是少吃荤，并非不吃盐醋。素食的好处，人所尽知，既补养身体，又可预防动脉硬化。所谓"三千功行"，系戒杀生之义。

16. 无心大道还

【歌诀】有作有为云至要，无声无臭语方奇。中秋午夜通消息，明月当空造化基。

【方法】大还之道，圣道也。无心者，常清常静也。人能常清静，天地悉皆归，何圣道之不可传，大还之不可得哉？《清静经》已备言之矣。修真之士，体而行之，欲造夫清真灵妙之境，若反掌耳。

【注解】"大还"是修道的术语，"无声无臭"表示清静，不要过劳身心，这是养生的基础和前提。"中秋""明月"比喻性情开朗，明心见性，是善于养生之道。

二、神仙起居法

【歌诀】行住坐卧处，手摩胁与肚。心腹通快时，两手肠下踞。踞之彻膀腰，背拳摩肾部。才觉力倦来，即使家人助。行之不厌频，昼夜无穷数。岁久积功成，渐入神仙路。

【方法】息静神逸，端坐或双腿自然散盘，以舒适为度。按摩两胁和腹部，用左手左右来回按摩脾区，用右手左右来回按摩肝区，至有微热感止。两手交叉，男左手在内，女右手在内，置于胸前，紧贴肌肤，以膻中穴为中心，由内向外顺时针旋转三十六圈，然后再由外向内逆时针旋转三十六圈。手掌下移至腹部，以神阙穴为中心，由内向外顺时针旋转三十六圈，然后再由外向内逆时针旋转三十六圈。手掌变为握拳，经肠下移至侧腰，用拳背上下来回按摩两肾，用拳眼处上下摩擦后腰两肾处，至发热发烫。两手回到下腹部，交叉于下丹田，静养15分钟，吸气三口，即可收功。

【注解】此术主要是在睡前和起床前运用，故名"起居法"。因此术长期习练可使人身体健康，延年益寿，赛过活神仙，故以"神仙"之名誉之。此法在习练过程中要不怕麻烦，觉得疲倦了，可让家人来帮忙，日夜坚持不懈，日久自然会成功。

三、养生按摩法

发宜常梳，面宜常搓，目宜常运。

耳宜常弹，舌抵上腭，齿宜数叩。

津宜常咽，浊气宜常呵，清气宜常吸。

背宜常暖，心腹宜常摩，谷道宜常撮。

肢节宜常摇，手心、足心、腰眼宜常搓。

皮肤宜常沐浴，大小便宜闭口勿言。

夜寝言语，大损元气，食时多言，则伤胃气，尤宜戒之。

饭后徐行百步，万勿偃卧不起，须知久卧伤脾。

行走要缓，过急则伤肾与肺。

【注解】

1. 发宜常梳　《延寿书》曰："发多梳，头不白。"常梳发，可疏通血脉，清头明目，去屑止痒，还可防止脱发、白发，故发宜多梳。

2. 面宜常搓　搓面又称浴面，每日数十次浴面，可使血脉运行畅通，肤华肌强，亦可润肤防皱，或使皱纹平展。

3. 目宜常运　指运睛。经常运睛，能去内障外翳，兼能纠正近视、远视。

4. 耳宜常弹　指击探天鼓，又称掩耳弹枕。此法可防治头晕耳鸣，补益下丹田。

5. 舌抵上腭　以舌尖轻轻抵住上腭，口中唾液即增多，这是增加唾液分泌的功法。

6. 齿宜数叩　即叩齿，能使齿坚不痛，预防牙周病，且可使唾液增多。具体方法：摒除杂念，全身放松，口唇轻闭，然后上下齿有节律地互相轻叩。

7. 津宜常咽　即咽津，又称胎食。可补益肾精，灌溉五脏六腑。

8. 浊气宜常呵　即鼓呵。做法：在停闭呼吸片刻后，鼓动胸腹部，待感到胸腹部气满时，稍抬头，缓缓张口呵出浊气，以5~7次为宜。可消积聚，去胸膈满塞。

9. 清气宜常吸　此法补肺益气，可去肺脏劳热，治气壅咳嗽。做法：缓缓吸气，以意送至丹田。

10. 背宜常暖　原因是背部有督脉循行，而督脉为阳脉之海，总督一身之阳经。

11. 心腹宜常摩　即摩脐腹，可顺气消积。具体做法：将两手搓热后重叠，以脐为中心，顺时针方向转摩小、中、大圈，每圈各转12次。

12. 谷道宜常撮　即提肛，可升提阳气。具体做法：在吸气时，稍用意用力，撮提肛门，使肛门连同会阴上升，片刻时放下，呼气，5~7次为宜。

13. 肢节宜常摇　方法：两手握固，连同双肩一起，先左后右向前转，如转辘轳状，左右各转二十四次。然后平稳坐好，提左脚，向前缓缓伸直，脚尖向上，当要伸直时，脚跟稍用力向前下方蹬出，做五次后再换右脚。可舒展四肢关节。

14. 手心、足心、腰眼宜常搓　此指要经常揉摩劳宫、涌泉、腰眼处。可交通心肾、健腰、固肾、养精。

15. 皮肤宜常沐浴　此指干沐浴，能使气血流畅，肌肤润泽光莹。做法：从头顶百会开始，面部、左右肩臂、胸部、背部、腹部、两胁、腰部、左右腿足顺次操作，用手或毛巾干擦，以皮肤有温热感或皮肤发红为度。

16. 大小便宜闭口勿言　即大小便时紧闭唇齿，不言不语，两目向上看。可固齿益气，使精气不随二便外泄。

四、吴鼎昌健身十八法口诀

双手摩擦热感到，十指梳头摩七窍。
合手呼吸很重要，攒拳怒目气力好。
双手托天理三焦，左右开弓似射雕。
单举手来脾胃调，两手攀足固肾腰。
五劳七伤往后瞧，前后弯腰驼背防。
神龟伸缩抗癌症，摇头摆尾心火抛。
转腰腰酸会跑掉，肥胖便秘托腹消。
左右晃摆消疲劳，左右踢腿脚劲长。
背后脚踮百病少，百练不如抖动妙。

五、经络养生口诀歌

容易感冒拍肺经，人要无病肠要净。
求生必须通胃经，疲劳透支找脾经。
心烦心痛找心经，吸收不好小肠经。
颈肩腰背膀胱经，精力不足找肾经。
失眠多梦找心包，奇难杂症找三焦。
废物积滞找胆经，情志抑郁找肝经。
人生关键生命点，一源三歧冲任督。

索 引

A

按法　26

按弦搓摩　51

B

补法　8

拔伸法　38

扳法　41

背法　43

臂臑　56

百会　89

板门　104

薄荷水　10

不孕　136

百日咳　145

八段锦导引术　187，192

C

擦法　22

搓法　26

尺泽　53

承泣　58

攒竹　69

次髎　72

承扶　72

承山　73

承浆　87

传导油　10

D

点法 28
抖法 31
打马过天河 49
地仓 58
地机 63
大横 64
胆俞 70
大肠俞 71
膻中 86

大椎 89
定喘 92
胆囊穴 97
丹田 102
肚角 102
端正 104
冬青膏 10
导引祛病歌诀 204

E

二龙戏珠 50
二扇门 105
耳门 78

耳后高骨 101
呃逆 131

F

扶正祛邪 5
丰隆 60
风门 69
肺俞 69

风池 80
风市 81
风府 89
腹阴阳 102

G

滚法 19
归来 59

公孙 62
膈俞 70

肝俞 70

关元 85

龟尾 103

冈上肌腱炎 115

肱骨外上髁炎 118

肱骨内上髁炎 118

更年期综合征 138

功能锻炼 147

H

汗法 8

和法 9

黄蜂入洞 48

合谷 55

后溪 65

环跳 81

鹤顶 96

华佗夹脊 98

滑石粉 10

踝关节扭伤 123

J

击法 34

颈部摇法 37

颈椎旋转扳法 41

颈椎旋转定位扳法 41

肩髃 56

颊车 58

极泉 65

睛明 69

肩髎 77

肩井 81

夹脊 93

肩前 95

颈骨 101

精宁 106

颈椎病 109

肩周炎 113

颈肩综合征 116

腱鞘炎 120

健手歌诀 177

健足歌诀 181

经络养生口诀歌 213

K

开璇玑 51 坎宫 101
昆仑 73

L

列缺 53 阑尾穴 97
梁丘 60 老龙 104
劳宫 76 落枕 113
廉泉 86 癃闭 132

M

摩法 21 命门 87
抹法 25 鸣天鼓 173
拇指拔伸法 39

N

捏法 29 捻法 31
捏脊法 48 内关 76
拿法 30

P

拍法 33 脾俞 71

Q

清法 9
拳搽法 19
屈拇指点法 28
屈食指点法 28
拳击法 34
掐法 47
曲池 55

颧髎 67
曲泽 75
丘墟 82
期门 84
气海 85
七节骨 102
缺乳 137

R

揉法 17

乳旁 102

S

三因制宜 6
散法 9
四肢摇法 38
水底捞月 50
少商 54
手三里 55
神阙 86
四白 58
三阴交 62
神门 65
少泽 65
肾俞 71

申脉 73
丝竹空 78
水沟 90
四神聪 90
山根 101
肾顶 103
肾纹 104
四缝 104
手阴阳 105
上马 106
失眠 125
孙思邈养生导引法 185

神仙起居法　210

T

推拿　3

调整阴阳　6

通法　8

推法　24

头维　59

天枢　59

太白　62

听宫　67

太溪　74

瞳子髎　80

听会　80

太冲　82

太阳　91

天突　101

头痛　124

痛经　133

W

温法　7

胃俞　71

委中　72

外关　77

外劳宫　94

威灵　106

腕关节损伤　119

胃脘痛　130

五禽戏导引术　196

吴鼎昌健身十八法口诀　213

X

泻法　8

小鱼际揉法　20

下关　59

血海　63

心俞　70

膝眼　96

囟门　101

胁肋　102

小天心　105

膝关节炎　122

眩晕　126

心悸　128

小儿肌性斜颈　139

小儿高热　140

小儿泄泻　140

小儿疳积　141

小儿遗尿　142

小儿夜惊　143

小儿喘咳　144

Y

一指禅推法　15

一指禅屈指推法　17

摇法　37

腰椎斜扳法　42

阳溪　55

迎香　56

隐白　61

阴陵泉　63

养老　67

涌泉　74

翳风　78

阳白　80

阳陵泉　82

腰阳关　87

印堂　91

腰眼　93

腰痛点　94

一窝风　106

腰椎间盘突出　120

月经不调　135

养生按摩法　211

Z

治未病　5

治病求本　5

掌推法　24

肘推法　25

指按法　27

指推法　24

掌按法　27

指尖击法　36

振法　33

啄法　36

肘托拔伸法　39

指间关节拔伸法　41

足三里　60

秩边　72

至阴　73

照海　75

支沟　77

中极　85

中脘　86

子宫穴　92

指五经　103

指大肠　103

指小肠　103

掌小横纹　104

总筋　105